居家康复指导丛书

老年人防跌倒居家康复指导

丛书主编　燕铁斌
主　审　保志军
主　编　郑洁皎
副主编　邵秀芹　游国清

电子工业出版社
Publishing House of Electronics Industry
北京·BEIJING

未经许可，不得以任何方式复制或抄袭本书之部分或全部内容。
版权所有，侵权必究。

图书在版编目（CIP）数据

老年人防跌倒居家康复指导 / 郑洁皎主编．—北京：电子工业出版社，2019.6
（居家康复指导丛书）
ISBN 978-7-121-36748-9

Ⅰ．①老… Ⅱ．①郑… Ⅲ．①老年人 - 猝倒 - 康复 Ⅳ．① R592.09

中国版本图书馆 CIP 数据核字 (2019) 第 111708 号

责任编辑：汪信武
印　　刷：北京市大天乐投资管理有限公司
装　　订：北京市大天乐投资管理有限公司
出版发行：电子工业出版社
　　　　　北京市海淀区万寿路173信箱　　邮编：100036
开　　本：720×1000　1/16　印张：13.25　字数：217千字
版　　次：2019年6月第1版
印　　次：2019年6月第1次印刷
定　　价：88.00元

凡所购买电子工业出版社图书有缺损问题，请向购买书店调换。若书店售缺，请与本社发行部联系，联系及邮购电话：（010）88254888，88258888。

质量投诉请发邮件至 zlts@phei.com.cn，盗版侵权举报请发邮件到 dbqq@phei.com.cn。

本书咨询联系方式：QQ 20236367。

居家康复指导丛书

《老年人防跌倒居家康复指导》编委会名单

主　审　保志军
主　编　郑洁皎
副主编　邵秀芹　游国清
编　委　（以姓氏笔画为序）
　　　　曲　冰　朱　婷　刘玉娟　张　杰　陈　平
　　　　邵秀芹　郑洁皎　段林茹　夏　汶　黄　哲
　　　　梁贞文　彭琪媛　游国清
编　者　（以姓氏笔画为序）
　　　　毛仁玲（复旦大学附属华东医院）
　　　　方旭昊（复旦大学附属华东医院）
　　　　曲　冰（复旦大学附属华东医院）
　　　　朱　婷（复旦大学附属华东医院）
　　　　刘玉娟（宁夏医科大学总医院）
　　　　李　勇（复旦大学附属华东医院）
　　　　李聪聪（复旦大学附属华东医院）
　　　　吴雪娇（上海市第一康复医院）
　　　　沈利岩（复旦大学附属华东医院）
　　　　张　杰（复旦大学附属华东医院）
　　　　张慧颖（南昌大学江西医学院）
　　　　陈　平（江西省抚州市第一人民医院）

陈晓亚（上海市浦东新区周浦医院）
邵秀芹（南昌大学第一附属医院）
罗媛媛（复旦大学附属华东医院）
金晓璇（复旦大学附属华东医院）
周媚媚（复旦大学附属华东医院）
郑洁皎（复旦大学附属华东医院）
段林茹（复旦大学附属华东医院）
施　畅（上海市第二康复医院）
夏　汶（复旦大学附属华东医院）
黄　哲（中山市人民医院）
梁贞文（上海健康医学院）
彭琪媛（南方医科大学第三附属医院）
董　明（广东省第二中医院）
游国清（广东省中山市人民医院）
谢　城（复旦大学附属华东医院）
翟超娣（广州市东升医院）

绘　图　柳　维

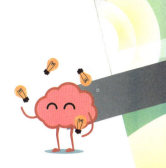

总　序

现代康复医学起源于 20 世纪 40—50 年代，那时的世界正处于动荡期，战争及其随后爆发的各类疾病给人类带来了巨大的伤害！即使医务人员全力救治，也只能留住病伤者的生命，大量生存者遗留了各种身心方面的功能障碍，严重影响了病、伤、残者的生活自理及其正常回归家庭和社会。因此，医疗先驱们在救治病伤员的同时，开始关注救治对象的功能恢复和改善，并积极尝试采用不同的治疗方法，以期最大限度地帮助病伤者回归家庭和社区。为此，催生了一门新的临床医学学科——康复医学（rehabilitation medicine）。

进入 21 世纪以来，随着全球经济的发展，国际康复医学进入了发展的"快车道"，与临床各学科相互渗透、融合，涉及几乎所有疾病的全过程，从发病早期就介入的重症康复，到疾病恢复期的社区康复和居家康复，以及生命终结期的康复（国内称之为"临终关怀"），可谓是全生命周期的覆盖了。

对比国内，中医康复的理念历史悠及。早在 2000 多年前的《黄帝内经》中就提出了今天神经康复领域中推崇的"阴阳平衡"理念；而《吕氏春秋》中提到的"流水不腐，户枢不蠹"的动静结合观点，更是对今天"生命在于运动"的完美诠释。但从理念与体系上与西方医学模式比较一致的现代康复，则起源于 20 世纪 80 年代中期。其里程碑标志是当时的卫生部要求在全国高等医学院校的临床医学专业中开设康复医学课程，普及现代康复医学知识。彼时，各类《康复医学》教材及书籍成为了普及现代康复医学的最好载体。

进入 21 世纪后，特别是"十三五"以来，随着国内经济的发展、全民医疗的实现，以及慢性病、老年人口的增加，康复对象不断增多，康复市场不断拓展。而党和各级政府对康复的重视，进一步推动了国内康复的全面提速发展。此外，分级诊疗模式下的医院-社区-居家康复一体化的出现，使得康复理念已经开始从医院延伸到社区、家庭。病者及其家属越来越不满足传统的院内康复，渴望能了解康复、参与康复。因此，迫切需要一些能指导病伤残后康复的专业知识科普化的书籍。

为了适应当前急需了解康复知识的市场需求，在电子工业出版社有限公司的大力支持下，我们组织了国内一批从事临床康复的专家，编写了这套《居家康复指导丛书》。本套丛书的编写宗旨一是普及康复理念，让患者及其家属能比较容易地找到适合自己病情的康复方法；二是介绍一些常用的可以在社区及家庭开展的适宜康复技术，方便患者及其家属在社区和家庭开展自我康复。

本套丛书在内容编排上力求文字简洁，通俗易懂。为了方便家庭使用，每本书还尽可能配了一些简单易学的图；同时，采取的是一本书针对一种疾病的居家康复，希望每一本书都能成为一个独立的家庭康复医生。

将专业人员容易理解的枯涩的专业知识转化为普通群众（病患者及其家属）易于理解，且在家中可以为其提供指导的科普康复书籍，并非容易之举！远较编写学术专著更难。本套丛书从选题到定稿历时2年，后续还将根据临床需要推出新的分册。丛书的读者对象主要为病、伤、残者及其家属，同时也可以作为社区医务人员了解康复的入门读物。

虽然各分册主编及全体参编专家竭尽所能用通俗易懂的语言来介绍专业知识及技术，但仍恐遗留不足，尚祈读书阅读时不吝赐教，以便再版时修订。

最后，感谢参加本套丛书编写的全体专家及工作人员为本套丛书的顺利出版所付出的辛勤劳动。

谨以此为序！

中山大学孙逸仙纪念医院

2019年5月

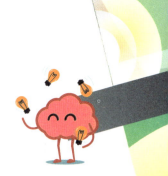

序

随着我国人口老龄化程度加深,老龄问题日益凸显。我国人口老龄化进程明显快于其他中低收入国家。到2040年,60岁及以上人口的比例将从2010年的12.4%上升至28%。"因老致病,因病致残"给社会造成了巨大负担。犹如2013年全国疾病监测系统死因监测结果显示:65岁及以上老年人跌倒死亡率为44.30/10万。

跌倒虽然不是病,但老年人跌倒发生频率很高,跌倒后死亡率较高,即便存活了,带来的伤害也很严重。老年人跌倒易发生骨折、软组织损伤及脑外伤等严重损伤,进行救治的经济支出对家庭以及社会来说都是沉重的负担。全球用于老年人照护的支出呈快速上升趋势。

习总书记强调,要努力全方位、全周期保障人民健康。只有国民健康了,才可能有国家的富强。因此,为积极应对老龄化带来的各种挑战,预防老年人跌倒发生至关重要。"治未病,防为先",将康复融入生命全周期。

本书从增龄衰老的生理特点出发,让老年人了解并认识到自身易跌倒发生的原因,重视跌倒的预防问题,对已知跌倒风险的因素,积极学习防控策略,包括涵盖身体活动、认知注意等自我康复训练;重视家居环境改造;以及药物监控等。

社区是老年人主要生活及活动的场所,因此需从居家社区重视预防老年人跌倒。本书科学指导,从自身机体衰老的特点出发,帮助老年人提高跌倒的自我防控能力，书中介绍的康复适宜技术，适合各级医院以及社区居家推广应用，从而降低跌倒发生的概率，或即使跌倒，亦将损伤程度降至最低。

本书的出版将积极推进康复科普教育，推广康复适宜技术，提升老年人自我康复管理意识与能力，提升老年人的生活和活动参与能力，积极倡导"每个人是自己健康第一责任人"的理念，旨在让老年人的生命更加闪亮，实现积极老龄化、健康老龄化、成功老龄化，实现更高水平的全民健康。

复旦大学附属华东医院

2019 年 1 月

前　言

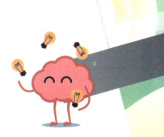

人口老龄化是社会发展的必然结果。民政部发布的《2016年社会服务发展统计公报》显示，截至2016年底，我国60岁及以上老年人口2.31亿人，占总人口的16.7%。随着我国老年人口比例逐年上升，一些与年龄有关的功能退变与疾病也受到了众多的关注，其中，跌倒是最常见的问题。

世界卫生组织数据显示，跌倒是世界各地意外或非故意伤害死亡的第二大原因。全世界每年约有3730万人次因跌倒导致严重损伤，约有65万人因跌倒而死亡，这其中65岁以上老年人所占比例最大。中国老年人平均一年跌倒2~3次。在家中发生跌倒平均占44%，在室外发生跌倒占22%~76%。大多数跌倒(59%~97%)发生在白天。老年人跌倒易发生骨折、软组织损伤及脑外伤等严重的损伤。老年人因跌倒损伤后，长期卧床，丧失活动能力，给家庭和社会带来沉重的负担。

目前公众已经开始关注跌倒带来的危害。世界卫生组织和部分国家（如美国、中国、新加坡等）相继制定了老年人跌倒预防研究指南，建议在药物、视力、环境、教育以及运动等方面进行跌倒干预。

近年研究发现，老年人跌倒发生并不是意外，而是因机体衰老有潜在的危险因素导致，许多情况经康复有效干预后，是可以预防和控制的。尽管跌倒是多种因素影响的结果，但其中肌力减退、本体感觉及认知注意力减退、神经－肌肉控制能力下降是造成姿势失衡引起跌倒的主要原因。但认知注意力的干预，在以往的指南中尚未被重点提到。

我们研究发现，认知能力下降直接增加老年人发生跌倒的风险。常见的有认知记忆障碍、注意障碍、执行障碍和空间位置觉障碍等。存在认知障碍的老年人，对危险警觉忽略，面对跌倒风险无法做出准确应对，自身感觉神经上传信息慢；同时，他们的空间位置觉，以及将抽象思维转为具体行动的能力下降，影响中枢系统对运动的正常输出。

根据《"健康中国2030"规划纲要》加强社区健康服务、促进健康中国发展战略部署，国家政府强调进一步推进健康社区建设，提高居民健康水平，因此加强康复科普教育，推广康复适宜技术很重要。

本书重点介绍社区居家老年人容易学习掌握的预防跌倒康复适宜技术，强调通过有效运动方式、认知能力训练等系列康复干预手段，提升老年人自身姿势控制，提高平衡功能水平。并系统介绍跌倒风险筛查评估、预防干预以及跌倒后应急处理和家庭护理，旨在让大家能了解并熟悉预防跌倒的康复干预策略和方法，降低老年人跌倒发生率，减轻跌倒后的伤害，从而减轻家庭和社会经济负担，提升老年人的生命质量。我们期待着实现对居家老年人跌倒预防的全方位管理。

该书的核心内容是以社区作为维护居民健康的基础单元，以健康为中心，以需求为导向，精准对接居民多层次健康服务需求；倡导覆盖生命全周期的社区康复服务，使社区居民能够获得适宜、综合、连续的整合型康复指导和康复知识，提升居民自我康复管理意识与能力，不断提高居民健康。

本书内容丰富，深入浅出，通俗易懂，适合广大老年人及其家人、照护者等阅读。对广大基层医务人员、社区卫生服务人员亦有裨益。

本书在编写过程中，得到了各位编委的大力支持；复旦大学附属华东医院院长俞卓伟教授对本书高度评价并欣然写序；复旦大学附属华东医院副院长保志军教授对全稿进行了审核；柳维老师对漫画图进行了绘制；在此一并表示衷心的感谢！由于时间较紧，编写中有不足之处，敬请指正。

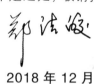

2018年12月

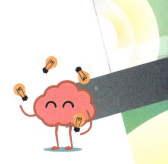

目 录

第一章 了解自身：老年人衰老的特征
第一节 正确认识衰老 …………………………………… 1
一、保持乐观、豁达的心态 ………………………… 2
二、合理安排生活 …………………………………… 2
三、合理用药 ………………………………………… 3
四、学会寻求他人的帮助 …………………………… 3
第二节 人体衰老后都有哪些变化 ……………………… 3
一、神经系统 ………………………………………… 4
二、感觉系统 ………………………………………… 4
三、运动系统 ………………………………………… 5
四、循环系统 ………………………………………… 6
五、呼吸系统 ………………………………………… 7
六、消化系统 ………………………………………… 7
七、皮肤 ……………………………………………… 7
八、泌尿系统 ………………………………………… 7
九、生殖系统 ………………………………………… 8
第三节 老年人的代谢变化有哪些 ……………………… 8
第四节 老年人的社会心理变化 ………………………… 9
一、老年人具有怎样的心理特点 …………………… 9
二、老年人常见的心理问题有哪些 ………………… 10

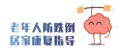

　　三、怎样维护与促进老年人的心理健康 ………… 11

　第五节　老年共病 ……………………………… 13

　　一、什么是老年共病 …………………………… 13

　　二、老年共病有哪些严重危害 ………………… 13

② 第二章　认识跌倒：由增龄衰老带来的跌倒问题

　第一节　什么是跌倒 …………………………… 15

　　一、跌倒的定义是什么 ………………………… 15

　　二、跌倒有哪些严重危害 ……………………… 15

　第二节　跌倒的主要危险因素有哪些 ………… 18

　　一、这些因素都容易导致跌倒 ………………… 18

　　二、"积极老龄化"与跌倒之间有什么关系 …… 24

　第三节　为何老年人更容易发生跌倒 ………… 28

　　一、姿势控制与跌倒有什么关系 ……………… 28

　　二、动态平衡功能差是跌倒的一大诱因 ……… 31

　第四节　老年人跌倒后产生的严重后果 ……… 32

　　一、什么是肌肉减少症 ………………………… 32

　　二、骨质疏松症是老年人易发生跌倒损伤的主要
　　　　原因 …………………………………………… 34

　　三、老年人跌倒骨折的并发症有哪些 ………… 36

③ 第三章　正视跌倒：老年人跌倒风险的评估与预防干预

　第一节　怎样判断老年人是否存在高跌倒风险 …… 38

　　一、如何进行跌倒风险的初期筛查 …………… 38

　　二、多因素风险评估都有哪些内容 …………… 39

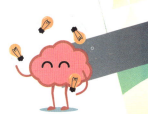

第二节　老年人进行跌倒预防干预的主要原则有哪些 …………………………………………………… 43
　　一、增强老年人的跌倒防范意识 ………………… 43
　　二、提高对跌倒危险因素的评估能力 …………… 44
　　三、针对评估结果，有效实施干预措施 ………… 44

4 第四章　预防跌倒：老年人应如何进行
第一节　运动锻炼：强身健体、告别虚弱 ………… 46
　　一、为什么推荐老年人进行运动锻炼 …………… 46
　　二、老年人运动锻炼的基本知识 ………………… 48
　　三、老年人如何科学地进行运动锻炼 …………… 51
　　四、老年人适合进行哪些锻炼来预防跌倒 ……… 56
　　五、患有以下疾病的老年人运动时的注意事项 … 71
　　六、运动过程中出现损伤要如何处理 …………… 73
第二节　认知训练：您的"指挥塔"同样需要训练 …………………………………………………… 75
　　一、什么是认知与认知功能障碍 ………………… 75
　　二、为什么存在认知功能障碍的老年人更容易发生跌倒 …………………………………………… 76
　　三、老年人预防跌倒的认知训练 ………………… 76
第三节　环境改造：小心日常生活环境中的障碍与"陷阱" ……………………………………………… 80
　　一、居家环境改造的基本概念 …………………… 80

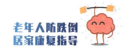

  二、老年人居家环境改造与老年人跌倒预防的关系
　　…………………………………………………… 81
  三、具体改造措施 …………………………… 82
 第四节 营养补充与药物管理：更多不一定更好 …… 86
  一、合理膳食 ………………………………… 87
  二、药物管理 ………………………………… 89
 第五节 健康教育：做自己的"健康管家" ……… 91
  一、为什么要进行健康教育 ………………… 91
  二、健康教育面临的群体 …………………… 92
  三、如何进行老年人跌倒预防的健康教育 … 92
 第六节 其他干预方法 ………………………… 94
  一、预防直立性低血压引起的跌倒 ………… 94
  二、预防视力因素引起的跌倒 ……………… 96
  三、其他 ……………………………………… 97

⑤ 第五章 应急策略：老年人一旦发生跌倒应该如何处理
 第一节 应急处理 ……………………………… 98
  一、老年人跌倒后如何处理 ………………… 98
  二、跌倒后如何求救 ………………………… 100
 第二节 如何处理跌倒后损伤 ………………… 100
  一、如果有外部创口应该如何处理 ………… 100
  二、如果怀疑发生骨折应该如何处理 ……… 101
  三、疑似颈椎损伤要如何进行应急处理 …… 102
  四、颅脑创伤应该如何进行应急处理 ……… 103
 第三节 急救相关知识 ………………………… 104
  一、了解心肺复苏 …………………………… 104

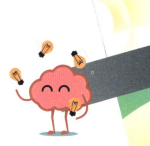

  二、如何进行止血、包扎 …………………………… 105
  三、 常用的搬运方法有哪些 ………………………… 106

6 第六章 家庭护理：提高老年人的生活质量，促进身心健康
 第一节 家庭保健 ………………………………… 107
  一、为什么要提倡家庭保健 ………………………… 107
  二、家庭保健工作包括哪些方面 …………………… 107
  三、老年人如何做好家庭保健 ……………………… 108
  四、照护者如何对老年人进行身心保健 …………… 111
  五、如何做好预防老年人跌倒的家庭保健 ……… 113
 第二节 疾病护理 ………………………………… 115
  一、高血压的护理 …………………………………… 115
  二、糖尿病的护理 …………………………………… 119
  三、冠状动脉粥样硬化性心脏病的护理 ………… 124
  四、帕金森病的护理 ………………………………… 126
  五、骨质疏松症的护理 ……………………………… 130
  六、特发性正常压力脑积水的护理 ……………… 133
  七、人工关节置换术后的护理 ……………………… 136
 第三节 老年人健康管理 ………………………… 138
  一、为什么要开展老年人健康管理 ……………… 138
  二、如何管理老年人的健康 ………………………… 141
  三、老年人防跌倒的健康管理 ……………………… 145

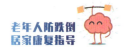

7 第七章 自我照顾：摆脱负担，有质量、有尊严地生活

第一节 日常生活活动能力训练 …… 148
　　一、什么是日常生活活动能力 …… 148
　　二、为什么要进行日常生活活动能力训练 …… 148
　　三、如何对易跌倒老年人进行ADL训练 …… 149

第二节 转移训练 …… 154
　　一、什么叫体位转移 …… 154
　　二、为什么要进行体位转移训练 …… 154
　　三、体位转移中的技巧和科学用力 …… 155
　　四、转移训练内容 …… 156

第三节 辅助器具的使用 …… 163
　　一、概述 …… 163
　　二、步行的辅助器具 …… 163
　　三、轮椅 …… 169
　　四、其他日常生活辅助器具 …… 172

参考文献 …… 174

附 录
　　附录一 预防老年人跌倒干预基本要求 …… 175
　　附录二 预防老年人跌倒康复综合干预专家共识 …… 181
　　附录三 Berg平衡量表（BBS） …… 189
　　附录四 简易智能精神状态检查量表（MMSE） …… 193
　　附录五 活动平衡信心量表（ABC） …… 195

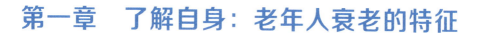

第一章　了解自身：老年人衰老的特征

衰老是人类生存的一种不可抗拒的自然规律。每个人从一出生就注定会变老。很多老年疾病，包括跌倒，都是由增龄衰老引起的。但由于人与人之间存在个体差异，所以同年龄段老年人衰老的程度也大不相同。如果每个人都以一种积极向上的态度去认识衰老，就可以避免很多疾病和意外损伤（如跌倒）的发生。

第一节　正确认识衰老

衰老是一种自然规律，如同花开花谢，不可避免。人的健康状况在25岁时达到顶峰，25岁之后逐渐开始衰老，但进程比较缓慢。过了45岁，衰老的速度开始加快，50岁时很多人感觉自己明显变老了，而60岁之后，衰老的速度再次加快。那么，当老年人意识到身体功能日渐下降时，该如何应对呢？我们建议老年人应以一种积极的态度去面对，具体可以参考以下几点建议。

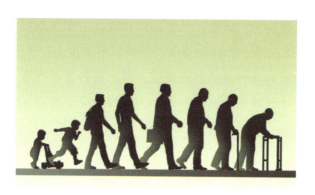

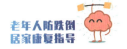

一、保持乐观、豁达的心态

老年人应该正确面对自己的衰老,别把正常的衰老当成疾病。有些老年人逢人就说自己身体不好。其实,很多"病"并不是病,而是衰老的表现。比如老年人睡眠质量变差,睡眠时间减少,可能是机体分泌的褪黑素减少了;胃口不好、吃不下食物可能是口腔功能退化、牙口不好或者消化系统功能减退。所以,老年人要顺其自然,以平和的心态对待衰老。

随着年龄的增长,老年人生理功能减退的同时,心理状态也发生了改变。部分老年人表现出焦虑、抱怨、敏感、恐惧等一系列不良心理反应,而这些不良情绪往往会成为心脑血管疾病发作的诱因。正所谓:笑一笑,十年少。乐观情绪可以增强人的免疫力,使身心达到最佳状态。因此,老年人与家人、邻居等要和睦相处,遇事不计较、不生气。

二、合理安排生活

老年人需要合理安排生活。不吸烟、不嗜酒,按时作息,规律生活。不良的生活习惯是多种疾病的高危险因素,如长期抽烟、酗酒的人患肺癌及各种心脑血管疾病的概率远远大于其他人。及时纠正不良生活习惯,能减少疾病的发生,提高生活质量,享受健康的晚年。

坚持体育锻炼有益于提高老年人身体各器官的功能水平,调整紊乱的内分泌功能,改善不良情绪等。长期规律地运动锻炼能够刺激大脑,有助于延缓大脑衰老。但是,老年人体育锻炼一定要根据自己的体质状况选择适合的运动项目和运动强度,否则害多益少。

此外,老年人消化系统功能减退,对于各种营养的吸收能力逐渐降低。合理的饮食习惯也可以帮助老年人延缓衰老。老年人应该保持健康的饮食习惯。

第一章　了解自身：老年人衰老的特征

三、合理用药

老年人由于各系统器官的组织结构及生理功能随着增龄而衰退，常有"一人多病，并发症多"的特点，当患有多种疾病而服用多种药物时，容易出现药物不良反应。老年人吃药要格外慎重，遵医嘱服用，不能凭自己的经验和感觉或他人的介绍就买药来吃，更不要因为最近自我感觉比较好，就擅自停服某一种药物。这些错误的做法都会对老年人的健康带来极大的坏处。

四、学会寻求他人的帮助

正确面对衰老最重要的一点就是要认识到自己的衰老，有需求时，要学会主动寻求他人的帮助，不要自己逞强。老年人无论是身体方面的问题还是心理方面的问题，当自己无法解决时要勇于说出自己的困难，积极向他人求助。

老年人要定期进行身体检查才能够及早发现疾病，掌握最佳治疗时机。同时也能准确了解自身病情的变化情况，便于医生及时调整治疗方案。

（郑洁皎）

第二节　人体衰老后都有哪些变化

人体由不同的组织和器官组成，就好比一台由不同的零件组装而成的复杂机器。每个零件都发挥着各自的作用，才能使机器正常运转。可随着时间的流逝，机器使用日久，零件会发生磨损消耗，导致机器故障。

很多老年人都会有这样的体验：感觉自己身高变矮了，看不清、听不见了，皮肤松弛发皱了，出现老年斑、牙齿脱落、肌肉萎缩、反应迟钝、行动缓慢等，这些都是各组织、器官衰老的表现。

一、神经系统

老年人大脑细胞衰老,脑的体积缩小,大脑脑回变窄,脑血流量减少、血液循环阻力增大等,导致老年人常出现健忘、智力减退、对外界事物反应迟钝等认知功能障碍,以及动作迟缓、震颤麻痹(帕金森病)等运动功能障碍。

二、感觉系统

老年人眼部衰老常表现为:视力减退,分辨颜色的能力降低,视野变小,在暗环境里的视力减弱,白内障发生率升高等。老年人听力减退的发生率比视力减退更高,嗅觉减退的速度往往比味觉减退得要快。此外,多数老年人都会有味觉减退,酸、甜、苦、辣等味觉的敏感性普遍降低,胃口下降。

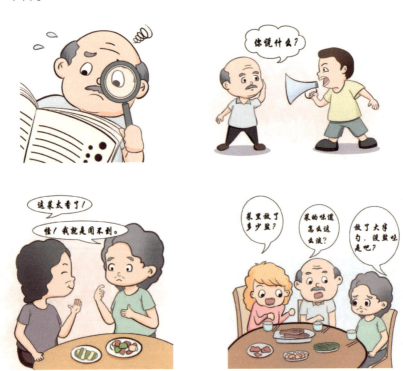

第一章 了解自身：老年人衰老的特征

三、运动系统

老年人运动功能随年龄的增长而减退。相信大部分老年人都有这样的体验：感觉身体没有以前有劲了、身体反应没有以前灵活了，易疲劳，关节疼痛，易发生骨折等。其实这些表现主要是由骨骼、肌肉、关节等运动器官的增龄性功能衰退所致。

（一）骨

大多数老年人患有骨质疏松症，而骨折是骨质疏松症最严重的后果。髋关节骨折是最严重的骨质疏松性骨折。丧失活动能力的髋关节骨折的老年人，其中20%会在1年内因并发症死亡，20%会在1年内再次发生骨折。

脊柱骨折是最常见的骨质疏松性骨折，可引起背部疼痛，严重者可持续数月。老年人跌倒时会反射性地伸出手臂支撑地面，保护躯体免于受伤，这可能会造成腕部骨折。

另外，老年人总说自己因为年龄大了，身高"萎缩"了。其实增龄性的身高降低是因为脊椎的椎间盘变薄，脊椎骨骨质疏松、塌陷导致的驼背，以及膝关节弯曲造成的。这是正常的衰老现象。

（二）关节

骨与骨之间连接的地方称为关节，如肩关节、肘关节、髋关节、膝关节等。关节的两个面由光滑的关节软骨构成，而关节软骨是关节中老化现象较为明显的组织。随着年龄增长，关节软骨磨损严重，关节面变得粗糙，易发生钙化和骨刺生长，这就是为什么老年人常见骨性关节炎。

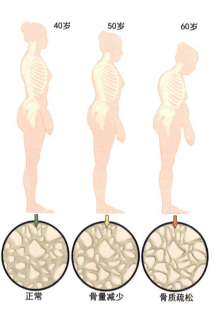

韧带对关节有着连接、加固、限制运动幅度的作用。韧带蜕变、弹性降低,将导致关节的活动受限,如老年人肩关节、肘关节的活动范围减小等。

(三)肌肉

老年人由于运动量减少、卧床时间增多,肌肉萎缩现象明显。一般来讲,30岁的男性肌肉约占体重的43%,而60岁以上的男性肌肉仅占体重的25%。老年人神经-肌肉反应时间延长,表现为动作迟钝,反应变慢。

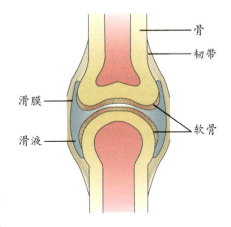

四、循环系统

老化的心脏通过代偿性肥厚来适应增加的负荷。同时,老年人的心内膜、瓣膜弹性减退。心脏的瓣膜就相当于卧室与客厅之间单向打开的门,瓣膜的开放和关闭功能异常,则导致心脏的血流运动受阻。

老年人血管弹性降低,导致收缩压上升,加重心脏的负担。冠状动脉粥样硬化是老年人心脏病的主要诱因之一。

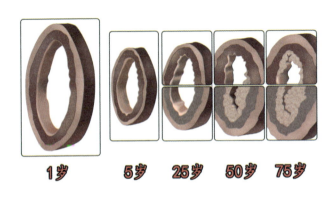

第一章　了解自身：老年人衰老的特征

五、呼吸系统

老年人呼吸系统衰老表现为通气功能下降，胸式呼吸减弱，腹式呼吸相对增加。高龄老年人鼻咽周围组织萎缩，气流阻力增加，故常用口呼吸进行代偿。肺组织弹性减弱，是老年人慢性阻塞性肺疾病的重要原因之一。

六、消化系统

老年人消化系统衰老的主要表现为：①牙和牙周组织退行性变，牙齿脱落；②味蕾减少，吃什么都没有味道；③食管下括约肌无收缩或收缩幅度较低，导致吞咽困难；④胃供血不足，胃内消化酶功能减退，易发生消化不良。

七、皮肤

皮肤变薄、松弛、缺少弹性以及褶皱增多是老年人皮肤最明显的特征，原因与增龄引起的各种蛋白功能不正常有关。老年人脸上的黑色斑块增多，就是我们常说的老年斑。

八、泌尿系统

80岁的老年人肾功能仅为40岁时的50%左右。老年人肾功能的改变主要包括以下几个方面：①肾小球的过滤能力下降；②肾血流量下降；③肾小管的排泄与再吸收功能下降；④肾浓缩和稀释的能力降低；⑤肾对进入体内的某些药物的排泄速度减慢。

主要表现为：夜尿增多，尿频、

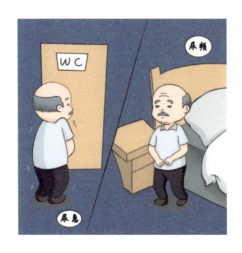

尿急，排尿困难，尿潴留（膀胱内潴留大量尿液却不能排出），尿失禁，前列腺增生等。

九、生殖系统

绝经后的老年女性，卵巢缩小，卵巢分泌功能失调，外阴、阴道、子宫颈弹性纤维减少。另外，卵巢功能衰退除引发性功能障碍外，还会引起老年骨质疏松和冠状动脉粥样硬化。

（郑洁皎　沈利岩）

第三节　老年人的代谢变化有哪些

衰老实际上也是一种代谢变化。这里讲的"代谢"并非指单独组织或器官的活动，而是指体内数十亿个细胞每秒钟都在发生的能量转换与物质分解、合成。当我们逐渐变老时，体内的代谢活动不足，导致细胞功能失常，整个生命活动状态都将受到影响。这也是许多老年疾病发生、发展的病理、生理基础。

老年人的代谢变化主要表现为以下几点：①老年人维生素、微量元素常处于缺乏状态，可能会影响脑的正常结构和功能，导致老年痴呆；②老年人糖原储备减少，导致机体生成的能量减少，器官与组织功能不足，发生功能障碍；③老年人产生的热量减少，体温偏低；④老年人免疫球蛋白合成减少，抗体生成不足，抗感染能力下降。

正常情况下，机体内部各系统、器官的功能处于协调、稳定状态。老年人由于神经-内分泌系统老化，调控稳态的能力减弱，导致其血糖、血脂等重要生命指标发生异常，这是导致老年人易患冠心病、动脉粥样硬化以及糖尿病的病理基础之一。此外，老年人由于系统、器官功能全面下降，导致老年人对于一些危险的致病因素不能做出迅速、有效的反应。因此,老年人在高热、寒冷、疲劳、感染等情况的刺激下比年轻人更容易患病。

(郑洁皎　金晓璇)

第四节　老年人的社会心理变化

随着年龄的增长,老年人的心理状态也发生很大程度的改变。一般老年人的心理承受能力降低,遇到困难或挫折时,抑郁、冷漠、多疑、敏感,反应更为激烈,并且难以适应新的事物。社会心理因素是老年人健康和生活质量的重要促进因素,老年人了解自身的心理特点,并引起一定的重视,控制、调节自身的情绪,可以在一定程度上避免引发更加严重的心理、身体上的疾病。

一、老年人具有怎样的心理特点

(一)认知功能变化

什么是认知?认知是人们认识、理解、判断、推理外界事物的过程,并通过行为、语言等表现出来,是人们认知活动的过程,也反映了个体的思维能力。

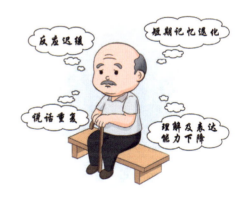

认知功能对老年人是否能够独立生活起着重要作用,决定了老年人生活质量的高低。老年人由于衰老,大脑功能下降,将导致智力下降、记忆力减退等认知功能障碍。

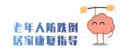

（二）人格变化

人格主要是指人所具有的与他人相区别的独特而稳定的思维方式和行为风格。人到老年，人格也发生相应的变化。具体表现为：由衰老导致的，对自身健康过分关注与担心所产生的不安与焦虑。容易表现为孤独、任性，拘泥刻板，容易联想到往事等。

（三）性格改变

随着年龄的增长，老年人长期养成的生活方式和习惯得到强化。因此，他们在评价和处理事务时，往往容易坚持自己的意见，不愿意接受新事物、新思想，经常以自我为中心，很难正确认识和适应生活现状。

（四）思维的变化

大部分老年人能够运用一生积累的宝贵经验指导后来的实践，经过深刻周密的考虑，准确判断事物，避免失误，做到"运筹帷幄之中，决胜千里之外"。

二、老年人常见的心理问题有哪些

（一）焦虑

焦虑是一种很普遍的现象，几乎人人都有过焦虑的体验。焦虑可分为急性焦虑和慢性焦虑两类，急性焦虑表现为惊恐发作，慢性焦虑表现为持续的精神紧张。

老年人由于体弱多病、行动不便，导致很多事情力不从心。另外，由于一些疾病或药物的副作用以及老年人承受能力变差等，都会引起老年人过度焦虑。老年人持久过度焦虑则会严重影响个体的身心健康。

（二）抑郁

抑郁是老年期最常见的功能性精神障碍之一，高发年龄大部分在50~60岁。抑郁的症状主要包括三个方面，即情绪低落、思维迟缓和行为活动减少。老年人的自杀通常与抑郁障碍有关。

（三）孤独

老年人由于退休后常年在家、行动不便，降低了与亲朋好友之间来

第一章　了解自身：老年人衰老的特征

往的频率，与社会脱节；老年无子、子女独立成家不在身边、丧偶等也会滋生老年人孤独寂寞的情绪。孤独、社会活动减少会使老年人产生伤感、抑郁的情绪，如因体弱多病导致行动不便时，老年人上述消极情绪会加重。久而久之，身体免疫功能下降，为疾病敞开大门。

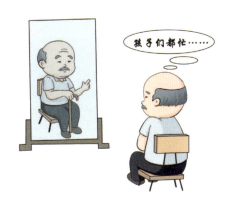

（四）自卑

由于衰老引起的生活能力下降，疾病引起的部分或全部生活自理能力和环境适应能力丧失。离、退休后角色转换障碍，家庭矛盾等都是引发老年人自卑情绪的罪魁祸首。

老年人形成自卑的心理后，往往从怀疑自己的能力到不能表现自己的能力，从而由怯于与人交往到孤独地自我封闭逐步恶化。本来经过努力可以达到的目标，也会认为"我不行"而放弃追求。

三、怎样维护与促进老年人的心理健康

（一）树立正确的健康观

老年人保持乐观、通达的心情，养成良好的生活方式，积极参加社会活动，扩大社会交往，保持年轻的心态，采取积极的保健措施延缓衰老。不要每天自怨自艾、消极度日。应以积极的心态，培养对生活的新兴趣、新爱好等，始终保持年轻的心态，这样才能延年益寿。

（二）做好离、退休的心理调节

老年人在即将退休时，应该提前做好思想准备，做好角色转换，以实现"平稳过渡"；在行动上也应提前做好准备，建立第二生活模式，多做些力所能及的事情，做到老有所为、老有所用，体现自己对社会和家庭的价值；进行适宜强度的有氧运动训练，积极参加书法、绘画、旅游、

下棋等活动，养成良好的生活习惯，避免因退休而产生消极不良情绪。

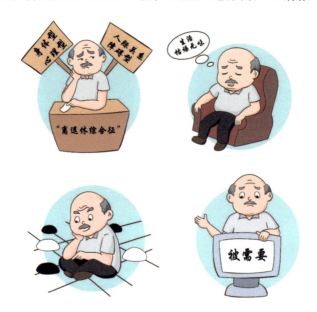

（三）妥善处理家庭关系

家庭是老年人的主要生活场所，处理好与家人的关系，尤其是隔代之间的关系就显得尤为重要。面对不同年代的人之间的代沟，求同存异，相互理解包容，有利于家庭关系的和睦，促进老年人的健康长寿。

老年人应积极主动地调整自己与家庭成员之间的关系，正确面对子女成家立业离开家庭的现实。老年夫妻之间要相互关心照顾，相互理解包容，多与其他老年人交流。丧偶老年人，只要有合适的对象，不要被守旧的观念和习俗所束缚，大胆追求，支持再婚。

（四）培养兴趣爱好

坚持适量的脑力劳动，使脑细胞不断接收信息刺激，对于延缓脑的衰老和脑功能的退化非常重要。一些棋牌类游戏对老年人的大脑功能具有一定的促进作用，可预防老年痴呆。老年人应该坚持学习，活到老学到老，通过书报、电视、网络等不断获得新知识。

（五）心理咨询和心理治疗

如有需要，老年人可咨询相关专业人士进行心理治疗，不要讳疾忌医，导致病情进一步恶化。

（郑洁皎　李　勇）

第五节　老年共病

一、什么是老年共病

老年人慢性疾病的患病率较高，且常同时患有多种慢性疾病。有数据显示，85%的住院老年人同时患有两种慢性疾病，约50%患有3种及以上慢性疾病。

老年共病是指老年人同时存在两种或两种以上慢性疾病的情况。老年人的躯体疾病、老年综合征以及精神方面等问题都包含在内，这些疾病之间可以互不关联，也可以互相影响。如老年人常见疾病（如高血压、糖尿病、冠心病等），老年特有的老年综合征或老年问题（如抑郁、老年痴呆、尿失禁、营养不良等），精神心理问题和药物成瘾等。

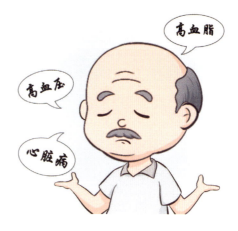

二、老年共病有哪些严重危害

（一）老年共病严重影响老年人的身心健康及生活质量

患共病的老年人发生不良事件以及死亡率的风险显著增加，功能状态下降，导致老年人生活不能自理，严重影响老年人的生活质量。

（二）老年患者的生存率明显下降

老年人各器官储备功能和代偿能力均随着年龄的增长而显著降低。老年人因衰老导致神经系统紊乱、免疫功能低下；长期卧床会导致运动功能障碍和坠积性肺部感染以及多种用药不良反应等，严重威胁着老年人的生命。

（三）医疗决策复杂、困难

在现阶段专科诊治的模式下，共病老年人往往要去多个专科就诊，经常造成多重用药、治疗不连续、过度医疗等医源性问题。

（四）临床干预效果差

共病导致疾病不典型，诊断更为复杂，治疗效果更差，难以根据常用指南确定治疗目标。

（朱　婷）

第二章 认识跌倒：由增龄衰老带来的跌倒问题

第一节 什么是跌倒

一、跌倒的定义是什么

早在20世纪80年代，国际上就将跌倒定义为非故意地倒在地上或更低的平面上，排除遭到猛烈的打击、意识丧失、突然瘫痪或癫痫发作等原因。

二、跌倒有哪些严重危害

（一）人口老龄化带来的挑战

"人口老龄化是人道主义的胜利，但是却给社会带来了严峻的挑战"。人口老龄化是社会经济发展的必然结果。一方面，医疗条件的提升和生活水平的普遍提高延长了老年人的寿命；另一方面，计划生育政策的实施和人们对生育观念的改变，使生育率不断下降。这两个因素导致老年人口的比例逐渐提升，是造成人口老龄化的重要原因。

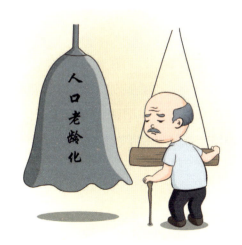

随着我国老年人年龄的逐步

增长，其自理能力也越来越差。高龄老年人口迅速增长，老年人增多，导致人口结构改变。预计到 21 世纪中叶，我国老年人口将超过 4 亿，这意味着每 3 个人中就会有一个老年人。

全世界老年人口总数的增加导致了跌倒的人口数随之上升。随着年龄的增长，人体的生理指标发生变化，跌倒的概率也呈上升趋势。

（二）跌倒的严重危害

1. 跌倒发生的概率大

全世界每年有 28%~35% 的 65 周岁以上的老年人发生过跌倒，而 70 周岁以上老年人的跌倒概率会上升至 32%~42%。长期生活在护理机构的老年人比生活在社区的老年人跌倒的概率要高得多，有 30%~50% 的老年人每年会跌倒一次，而这其中 40% 的人会发生二次跌倒。

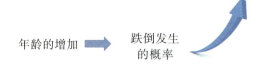

2. 跌倒后损伤的后果严重

老年人反应能力下降，保护性姿势反射能力衰退，并且还伴有骨质疏松症等疾病。所以，老年人跌倒易发生骨折、软组织损伤及脑外伤等。监测病例中，跌倒损伤部位前五位的依次是：下肢（28.77%）、头部（24.13%）、躯干（21.00%）、上肢（18.82%）、多部位（5.81%）。监测病例中，跌倒造成的中重度伤害病例占所有跌倒伤害的 35.91%。而这一数据随着年龄的增长呈上升趋势。

老年人骨折多发生在髋部、脊椎、肱骨、腕部、前臂、踝等处，而这些骨折患者中，有 87% 的患者直接为跌倒所致，且髋部骨折 95% 为跌倒引起。约 50% 的老年人髋部骨折后丧失自理能力，不能独立生活，这其中有 20% 的患者在 1 年内死亡。此外，在老年人中，跌倒是脑损

第二章　认识跌倒：由增龄衰老带来的跌倒问题

伤和脊椎损伤的第二大原因。

3. 跌倒的死亡率高

有报道称，跌倒损伤是导致老年人死亡的第五大原因。跌倒死亡率随着年龄的增长呈上升趋势，且85岁以上的老年人最高。一般情况下男性的跌倒死亡率要高于女性，这是因为同年龄段的男性与女性相比会有更多不健康的生活习惯。

4. 跌倒对医疗看护的需求剧增

老年人跌倒是公共卫生的主要问题，损伤后需要对其进行康复护理，所以对医疗护理上的需求与日俱增。对于65周岁以上的老年人，他们50%以上的医疗保险费用都是花费在意外损伤上。

老年人跌倒在住院护理上消耗的时间要比一般疾病损伤消耗的时间长。随着年龄的增长和人体虚弱程度的增加，老年人在跌倒损伤后，更倾向于在医院度过余生。

此外，跌倒很可能会导致一些其他后遗症，包括失去自主能力，依赖性增强，思维混乱，卧床不起以及抑郁等，这些症状将会更大地降低老年人的日常活动能力。

5. 用于跌倒的花费高

跌倒的经济支出对家庭、社区以及社会来说都是沉重的负担。全世界用于老年人健康护理的支出和花费均逐年上升。由跌倒造成的经济损失主要分为两部分：直接用于健康护理的支出，例如药物的使用和护工看护以及康复相关的服务；间接消费，即个体或跌倒者损伤后不能自理，需要家人照料等带来的社会生产力的降低。

（段林茹）

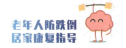

第二节 跌倒的主要危险因素有哪些

老年人是跌倒的高危人群,想要预防跌倒的发生,首先要了解哪些因素是跌倒的主要危险因素。只有了解并认识这些危险因素,才能进行针对性的预防,以避免发生跌倒。

一、这些因素都容易导致跌倒

跌倒的发生是由许多危险因素复合作用导致的结果。例如,一位老年人在行走过程中被石头绊倒,那么石头作为障碍物,是导致老年人跌倒的主要原因之一。但老年人遇到障碍物干扰(石头)时不能像年轻人一样马上恢复平衡也是跌倒的重要原因。由于跌倒的危险因素多种多样,目前一般将其分为两类,即内在因素和外在因素。

内在因素是指由自身功能失常导致的跌倒,如平衡功能障碍、认知障碍、灵活性差或感觉功能不全等,可简单理解为自身的肢体控制能力降低。

外在因素是指外在环境因素导致的平衡失调,即外界环境的干扰。当人体受到外在因素影响导致人体重心不稳时,若躯体没有良好的姿势控制能力来重新保持平衡,就会发生跌倒。

跌倒通常是由内在因素与外在因素之间相互作用,而不是单一因素造成的。对老年人而言,面临跌倒的风险问题越多,发生跌倒的可能性越大,跌倒后发生严重损伤的概率就越高。所以,老年人重视跌倒预防的第一步,就是要了解哪些因素能够引起跌倒。

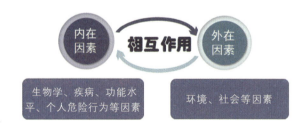

第二章　认识跌倒：由增龄衰老带来的跌倒问题

（一）内在因素有哪些

跌倒的内在因素包括生物学因素、疾病因素、功能水平因素及个人危险行为因素等。

1. 生物学因素

生物学因素指个人特殊的人体特征，如年龄、性别和种族等。这些生物学特征都是不可更改的。主要包括以下几方面。

（1）年龄：年龄越大，跌倒的风险越大。随着增龄衰老，老年人从组织形态到器官功能都会出现一系列的衰退，降低了老年人的姿势反应及维持平衡的能力，容易造成老年人失衡跌倒。具体表现为身体不灵活，无法快速准确地做出反应动作，无法控制自身躯体长时间地保持某一动作等。

此外，增龄衰老带来的体能下降，认知功能和情感功能衰退，老年共病等，都增加了老年人跌倒的风险。

（2）性别：不同性别的老年人，跌倒的风险也存在一定的差异。与男性相比，女性更容易发生跌倒。然而，从跌倒的死亡率来讲，男性高于女性。

（3）种族：不同种族的老年人发生跌倒的风险也有一定差异，白人、亚洲人发生跌倒的概率比其他种族和其他洲的人种高。

2. 疾病因素

（1）神经系统疾病：人体的神经系统如同一个巨大的信号收集、发射站，是人体内起主导作用的功能调节系统。神经系统能够感受到环境的变化并接收信息，对体内各种功能不断地进行迅速而完善的调整。

老年人易患的常见神经系统疾病有脑卒中、帕金森病、小脑疾患、脑外伤、周围神经病等。这些疾病影响老年患者的认知功能、肢体运动功能、感觉功能等，使患者维持平衡功能的能力下降，易导致跌倒。

（2）骨骼肌肉系统疾病：主要通过改变本体感觉、肌肉力量等功能来增加跌倒风险。本体感觉是肌肉、肌腱、关节等运动器官本身在不同状态时产生的感觉,如人在闭眼时可以感知身体各部位的位置;可以感觉到是站在柔软的沙滩上还是坚硬的水泥路上等。肌肉力量对维持人体站立功能以及姿势稳定起着重要的作用。

容易引起跌倒的骨骼肌肉系统疾病包括慢性踝关节损伤、关节炎、骨折、假肢的使用、脊柱侧弯、脊柱退行性改变、腰痛、颈椎病、踇外翻、骨质疏松症等。

(3)心脑血管疾病:由于心脏及血管功能障碍,脑部血流的灌注减少、氧气的供应不足,导致老年人头晕、体力不支,进而引起跌倒。

(4)泌尿系统疾病:由各种原因引起的尿频、尿急、尿失禁等症状而匆忙去洗手间易导致跌倒,排尿性晕厥等也会增加跌倒发生的风险。

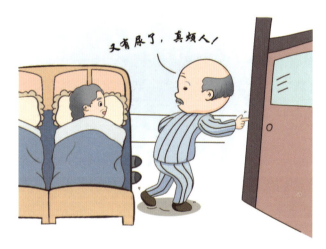

(5)其他:影响视力的眼部疾病,如白内障、偏盲、青光眼、黄斑变性等易导致跌倒。

3. 功能水平因素

(1)认知功能:人体在完成一个动作时,首先大脑接受感觉系统传递的信息,并对其进行加工整合,然后将信息传至运动系统(骨骼肌、关节等)。大脑对信息的加工整合就是对肌肉的动作进行编排与精细、灵活地控制和调节。老年人认知功能障碍导致机体将抽象思维化为具体

第二章 认识跌倒：由增龄衰老带来的跌倒问题

行动的能力下降，导致局部肌群不协调，不能做出正常的动作。

另外，存在认知障碍的老年人，其注意力资源的分配能力下降。当同时执行两项任务时（如一边走路，一边打电话），无法将自己的注意力集中在姿势的维持上，导致跌倒风险增加。

（2）躯体功能：老年人的肌肉力量、平衡功能、步态功能下降等也是跌倒的重要危险因素。下肢肌肉力量对维持站立的姿势及保持运动过程中姿势的稳定性起着十分重要的作用，是人体保持平衡最重要的支撑。

另外，步行过程中，老年人步高、步长，步伐的连续性、平稳性等特征的改变也会增加跌倒的风险。多数老年人采取减小步幅、减慢步速的步行方式来维持步伐稳定。而不连续的行走模式，足不能抬到一个合适的高度也会增加老年人跌倒的风险。

（3）情感功能：沮丧、抑郁、焦虑、情绪不佳等不良情绪增加了老年人跌倒的风险。沮丧可能会削弱老年人的注意力，导致老年人注意不到环境中的危险因素。对跌倒的恐惧降低了老年人的生活质量。部分老年人由于自尊心强，不想寻求别人的帮助而减少了活动，长此以往老年人的肌肉力量及平衡功能不断下降，这些都会增加跌倒的风险。

4. 个人危险行为因素

个人危险行为因素包括个人平时的活动、情感和日常行为等，这些行为因素是可以更改的。

（1）药物使用：老年人比青年人服用药物的种类更多。长期服用药物容易引起机体警觉性的改变，判断力及协调能力下降，头晕，平衡功能

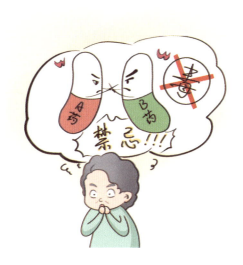

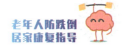

改变并且识别能力下降，躯体过于僵硬或虚弱等，易导致跌倒。

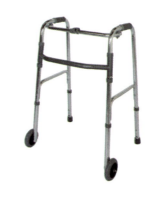

（2）辅助器具的使用：辅助器具包括轮椅、拐杖、假肢等，能否恰当使用辅助器具是衡量患者功能水平的方式之一。若不能恰当地使用辅助器具，则有较大的跌倒风险。

（3）不适当的鞋类：不合适的鞋子、磨损的鞋底、鞋跟过高、没有鞋带或鞋扣的鞋子，都会增加行走过程中跌倒的风险。

（4）过量饮酒：饮酒过度对老年人身体功能和社会功能均有消极影响，易导致睡眠障碍、肝脏异常、消化功能紊乱，易引起跌倒。

（5）缺乏锻炼：老年人缺乏锻炼会导致肌力、平衡功能、耐力、灵敏性和协调性变差。机体素质较弱，易增加跌倒风险。

（6）危险行为：老年人危险的行为习惯也是增加跌倒风险的原因之一。体能较差或者有平衡困难的老年人经常为了证明自己的独立性或缺乏家人及朋友的帮助而做一些他们力所不能及的行为，如爬梯子、爬上柜子拿高处的箱子、挂窗帘、换灯泡等。

（二）外在因素

外在因素包括环境因素和社会因素。

1. 环境因素

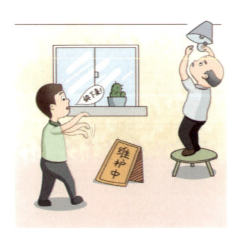

环境因素与个体的体能状态相互影响。环境因素包括家庭环境因素和公共环境因素。跌倒的发生并不是由单一的因素造成的，而是许多危险因素与环境因素的交互作用

第二章　认识跌倒：由增龄衰老带来的跌倒问题

造成的。实际生活中环境因素较为常见，目前环境适老化尚未广泛应用于居家、社区及医疗环境中。常见的环境不利因素有：

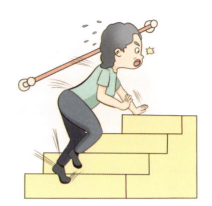

（1）住宅内不合理的楼梯设计：不均匀的台阶高度、台阶过窄、台阶表面过滑、不合适的扶手设计。

（2）过少或过度照明。

（3）地板上过度松软的地毯。

（4）松散杂乱的电线。

（5）周围恶劣的环境：室外崩裂的花园小路、雨雪后或覆盖苔藓的湿滑地面等。

2. 社会因素

人所处的社会环境及拥有的社会资源也是跌倒的重要影响因素之一。社会资源越弱，跌倒风险越大。

（1）社会资源缺乏：所处社区位于不发达地区，资源环境改造较少，如位于贫困山区，道路崎岖，行走困难，尤其对老年人而言，跌倒风险相对较高。

（2）收入或教育水平低下：教育水平不足导致对跌倒的认知不足，对于跌倒知识、跌倒预防未有深入了解，跌倒风险增加。此外，发生跌倒后，收入少者伴随医疗资源的低下及较差的功能恢复，更容易导致二次跌倒的发生。

（3）住房面积不足：空间不足，居家老年人活动的范围变小，动作施展不开，过于狭小的空间也是跌倒的重要危险因素之一。

易致老年人跌倒的危险因素见表2-1。

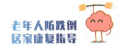

表2-1 社区老年人跌倒的主要危险因素

	生物学因素	年龄、性别、种族
内在因素	疾病因素	神经系统疾病（脑卒中、帕金森病、脑外伤等）
		骨骼肌肉系统疾病（慢性踝关节损伤、关节炎等）
		心血管疾病
		泌尿系统疾病
		其他（如影响视力的眼部疾病）
	功能水平因素	认知功能
		躯体功能
		情感功能
	个人危险行为因素	药物使用
		辅助器具使用
		不适当的鞋类
		过量饮酒
		缺乏锻炼
		个人危险行为
外在因素	环境因素	居家环境因素
		生活社区环境因素
	社会因素	社会资源缺乏
		收入或教育水平低下
		住房面积不足

二、"积极老龄化"与跌倒之间有什么关系

（一）什么是积极老龄化

"积极老龄化"是一种概念，它提倡老年人应具有参与意识，要积极面对晚年的生活。老年人作为家庭和社会的重要组成部分，可以通过增加社会参与来提高晚年的物质生活质量和精神生活质量，尽可能长久保持生理、心理等方面的良好状态。从"积极老龄化"概念理解老年人

第二章 认识跌倒：由增龄衰老带来的跌倒问题

跌倒，尽可能地促进老年人健康，以提高老年人的生活质量，使老年人能够积极主动地参与跌倒预防方案中。

（二）如何从"积极老龄化"来理解跌倒预防

1. 文化和性别

（1）文化程度：社会整体的传统观念和文化价值很大程度上决定了外界对老年人跌倒的态度。在某些思想落后的国家和地区，人们普遍认为老年人上了年纪就应该待在家里休息，减少外出。实际上，老年人长期独自在家，活动量减少，与社会脱节，将导致身体加速衰老，跌倒的概率上升。在某些地区，人们认为老年人跌倒是不可避免的，是衰老的必然结果。这些错误的观念将导致政府有关部门忽视老年人的跌倒预防工作，那么，政府对老年人跌倒预防相关的财政投入就会减少。

（2）性别：女性比男性更容易发生跌倒并导致骨折损伤。然而，跌倒的死亡率男性远远大于女性。这种差异与不同性别老年人的生活差异有关。老年女性倾向于服用大量的药物，且女性的肌肉衰退速度要快于男性，特别是刚开始绝经的几年，导致女性更容易发生骨质疏松及骨性关节炎。而男性大部分抽烟、酗酒，存在许多不良的生活习惯。

性别不同的老年人，对健康的态度也不同。男性的高死亡率可能有一部分归咎于大部分男性一般情况下不寻求医疗护理，这就错过了疾病预防与治疗的最佳时间。男性会从事一些剧烈的危险的活动和行为，例如爬到很高的梯子上，清理屋顶或更换灯泡，认为自己还没有老，忽略自身的身体极限等。

2. 卫生和社会服务决定因素

错误的诊断和治疗方法，也会导致老年人跌倒的发生。老年人对药物的代谢能力降低，缺少对药物不良反应的危机意识，而服药过量以及药物之间的相互作用导致的副作用、剂量不足等都是导致老年人跌倒的危险因素。因此，应该对社区初级医疗保健机构的相关专业人员进行跌倒预防及跌倒后处理方法的知识技能培训。另外，社会福利机构必须确保老年人跌倒预防知识的普及性，以减少社区老年人跌倒的可能性。

3. 个人行为决定因素

（1）身体活动：适当的运动锻炼能够提高老年人的肌肉力量、灵活度和平衡能力，是预防社区老年人跌倒最有效、最可行的策略之一。足不出户，每天待在家里的老年人下肢肌肉得不到锻炼，逐渐萎缩，增加了跌倒的风险。但老年人锻炼要采取适宜的运动量，若参加过于剧烈的体育运动（如快速跑），反而容易增加跌倒的风险。

（2）健康的饮食：老年人应保持饮食平衡，摄入足够的蛋白质、维生素和水等。若缺乏某类营养物质，身体就会变得虚弱，跌倒及跌倒后损伤的风险概率也会随之增大。

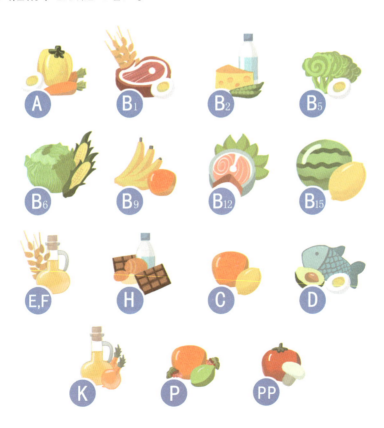

第二章 认识跌倒：由增龄衰老带来的跌倒问题

肉类、鱼类、蛋类以及各种奶制品、豆制品、坚果等食物都富含蛋白质。获取维生素的最佳方法是食用多种食物，包括全谷类、蔬菜、水果、少量瘦肉以及鱼类等。膳食中充足的钙离子和维生素D的摄入能够提升低骨密度人群的骨骼密度，减少骨质疏松症和跌倒发生的概率。

（3）药物的服用：老年人由于慢性疾病多发，大多同时服用多种药物。随着年龄的增长，人体对药物的吸收、代谢及排泄等能力也会发生相应的衰退。老年人如果不经过专业人员的指导而随便服用药物，那么他们跌倒的概率也会受到影响。

不同医疗机构给老年人开具新药时，医务人员应该确认患者还同时服用哪些药物。另外，老年人自身服药也要遵循医嘱，避免私自、随意服药。

4. 老年人自身

（1）对跌倒的态度：在日常生活中，老年人对跌倒的态度影响了他们是否能够避免跌倒。如果老年人认为跌倒是老龄化的正常结果，并解释其为"老年人总是跌倒"，那么这种消极的态度会使他们忽视预防措施的重要性。

（2）对跌倒的恐惧：有跌倒过的老年人由于担心发生二次跌倒，会减少活动的时间、频率以及动作的幅度。而活动量减少，导致人体得不到应有的锻炼，运动功能减退，这又会进一步增加跌倒的风险，造成恶性循环。害怕跌倒的人通常缺少自信，认为自己不具有应对突发跌倒事件的能力，这也增加了跌倒的风险。

5. 社会环境的影响因素

与社会的联系和互动对于老年人身心健康至关重要。相反，与社会脱节容易导致老年人跌倒。老年人，特别是丧偶或独自生活的老年人，他们通常会感到孤独和寂寞。这些老年人不愿意与他人交流、不愿参与社会活动、闭门不出，与其他人群相比，更容易丧失身体活动能力、认知及感觉能力，最终增加跌倒的风险。

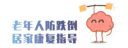

6. 经济因素

有研究显示，社会经济地位与跌倒也紧密相关。收入低，跌倒风险也随之增加。老年人，特别是独自居住或住在农村，收入低的妇女跌倒风险更高。艰苦的居住环境，不良的饮食条件，甚至当她们患有急性或慢性疾病时没有能力去进行保健服务咨询，这些都会增加跌倒的风险。

（段林茹　吴雪娇）

第三节　为何老年人更容易发生跌倒

老年人比年轻人更容易发生跌倒，主要是由于衰老导致的维持姿势、保持平衡的能力降低。

一、姿势控制与跌倒有什么关系

姿势控制就是指对肢体摆放的位置和姿势进行控制。当人体失去平衡时，就需要良好的姿势控制能力让身体恢复到原来的稳定状态。

（一）什么是平衡

在人体姿势控制中，平衡是指在不同的环境和情况下维持身体稳定的能力。

正常的平衡功能，能够保持身体固定在某个姿势（例如保持直立状态）、在运动中调整姿势（例如进行各类运动保证身体不摔倒）、对外来干扰做出反应（例如被绊了一下后，身体回正）。在完成各项日常生活活动，例如各种转移动作（从床上坐起来、从椅子上站起来）、行走以及跑、跳等，都需要平衡功能的参与才不会跌倒。

（二）姿势控制与运动系统有什么联系呢

1. 骨骼肌

骨骼肌，顾名思义是附着于骨骼的肌肉。骨骼肌主要分布于人体的

第二章　认识跌倒：由增龄衰老带来的跌倒问题

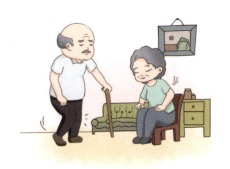

头部、躯干和四肢，与骨骼、韧带、肌腱及其他附属结构一起构成人体的运动系统，保证人体能够完成不同的动作。

骨骼肌肉系统功能减退是老年人易发生跌倒的原因之一。随着年龄的增长以及某些疾病的影响，骨骼肌逐渐出现如肌肉萎缩、肌肉疲劳、产生张力的速度下降等表现。这些老化表现使老年人在应对突然变化的环境时（例如被绊了一下），整体反应能力降低，不能有效保证身体的平衡，发生跌倒意外。

2. 关节

老年人大多患有骨性关节炎。骨性关节炎又称退行性骨关节疾病，是关节炎中最常见的类型。骨性关节炎发病早期，主要表现为关节僵硬、轻微疼痛，当劳累、受凉或轻微外伤时症状加重，肢体变动姿势困难，但稍活动后僵硬很快缓解。

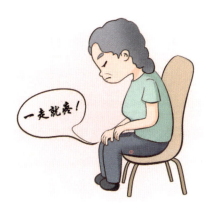

患有骨性关节炎的老年人会倾向于避免使用疼痛的关节，进而影响其行动力及姿势的稳定性。此外，骨性关节炎产生的慢性疼痛也可能会影响老年人的注意力及认知功能，增加跌倒的风险。

3. 神经-肌肉协调

人体有六百多块肌肉，进行具体某项活动时要调动哪些肌肉、哪些肌肉又要放松，这需要大脑精细地调控。多块肌肉精准的协同运动能力是能够保证身体稳定的重要因素之一，如先激活哪块肌肉、激活肌肉所需要的时间和对环境的适应等。而衰老导致肌肉秩序紊乱、不该激活的肌肉激活了、该激活的肌肉还没有动员，姿势反应延迟是导致老年人身体平衡功能减退的主要因素之一。

不同老年人之间的平衡功能有所差异，但是不论平衡功能好的老年人还是平衡功能差的老年人都表现出了运动系统功能的衰退性改变。

（三）姿势控制与感觉系统有什么联系呢

感觉系统功能衰退会对老年人姿势控制的能力造成严重影响。当感觉功能障碍时，人体对外界环境的感知能力减弱，主要包括以下几个方面。

1. 本体感觉

在正常情况下，我们可以很容易感知站立平面的情况，比如地面是柔软的地毯还是坚硬的水泥，是站在面积大的地面上还是站在面积小的石块上，站立的平面是水平的还是倾斜的等，这些信息都是通过本体感觉传递给大脑。而老年人感知站立平面的变化并向大脑传递信息的能力减退。

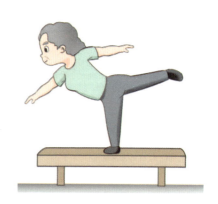

2. 视觉

通过眼睛看到物体在环境中的位置，判断自身与物体间的距离，以及物体是静止的还是运动的，进而调整自身的姿势。但视觉有时会带来一定的干扰。如当我们坐在停靠的汽车上，当旁边汽车启动时，我们会有一种是自己在移动的错觉。老年人对视觉系统的利用减少，视觉干扰增强，影响了维持平衡的能力。

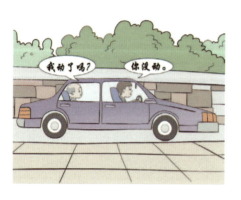

3. 前庭系统

主要是通过感知头部的位置，使身体随着头部做出适当的调整来

第二章 认识跌倒：由增龄衰老带来的跌倒问题

保持平衡。当本体感觉和视觉都受到干扰，不能正常发挥作用的时候，前庭系统就显得尤为重要。前庭功能减退的老年人，难以处理来自视觉和本体感觉系统的冲突信息，从而表现出眩晕、稳定性差的症状，容易诱发跌倒。

（四）姿势控制与认知功能有哪些联系

有研究报道，存在认知障碍的老年人中，每年约有80%发生过一次以上跌倒，是认知功能正常的老年人的2倍。

认知执行功能正常，有利于老年人对步行能力的维持和对姿势的控制，能够防止跌倒的发生。而姿势控制能力不佳、视觉障碍，将会使老年人在步行时无法将注意力全部集中在动作上，无法对危险做出准确的判断，容易引起老年人跌倒。

老年人认知注意力的分配、对危险信号的警觉以及将注意力维持在动作上的能力减退，将导致老年人忽略了感觉系统上传的姿势危险信号，容易导致意外的发生。

二、动态平衡功能差是跌倒的一大诱因

人体平衡的维持需要运动系统和感觉系统的共同参与。感觉系统主要是当环境发生改变时，通过本体感觉系统、视觉系统以及前庭系统对外界环境进行感知和信息收集，运动系统通过肌肉、关节的运动输出来构成身体的活动。

（一）正常情况下，要跌倒时人体是如何进行调节的

人体平衡受到干扰后，通过感觉系统确定身体位置的信息，并将信息传递至大脑；大脑将信号进行处理后，再将信号传递到运动系统，运动系统选择并调整肌肉收缩的模式，并激活相应肌肉进行快速而准确的

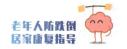

反应,这是人体动态平衡调节的正常过程。

(二)衰老对动态平衡调节有什么负面影响

对于老年人来讲,由于年龄的增长,老年人用于感受环境变化的感觉系统发生了一定程度的退行性变化,表现为感受到的信息不准确、反应变慢等;用于完成动作的运动系统也发生一定程度的衰退,表现为肌肉力量下降,关节活动度降低等。另外,对于存在认知障碍的老年人,由于大脑萎缩,额叶功能退化,其接受、处理信息的能力下降,即当大脑接收到快要跌倒的危险信号时,对其忽略,不知道自己快要跌倒了,或对跌倒的应对不及时。因此,在老年人的动态平衡调节过程中,任何一个环节出现问题都会导致老年人失衡而跌倒。

(梁贞文)

第四节 老年人跌倒后产生的严重后果

跌倒是老年人最常见、最严重的意外伤害之一。我们都知道,刚学会走路的儿童和竞技运动员(如足球运动员)也经常发生跌倒,但为何只有老年人跌倒会造成严重的后果呢?

最主要的原因是大部分老年人都患有骨质疏松症,当跌倒后受到外力撞击时,极易造成骨折。而骨折导致活动功能受限及长期卧床,使老年人身体更加虚弱,并导致多种并发症。

肌肉减少症与骨质疏松症都与老年人跌倒导致骨折密切相关,老年人跌倒导致骨折可视为两者的共同后果。

一、什么是肌肉减少症

肌肉减少症会导致人体的肌肉力量下降,尤其是下肢肌肉,同时伴随着本体感觉功能减退,神经反应速度下降等,进一步增加了跌倒的风险。

第二章　认识跌倒：由增龄衰老带来的跌倒问题

1. 肌肉减少症

肌肉减少症简称肌少症，是指与增龄相关的进行性、全身肌肉含量减少和（或）肌肉强度下降或肌肉生理功能减退。也就是随着年龄增长，全身的肌肉系统功能逐渐下降，肌力丧失。

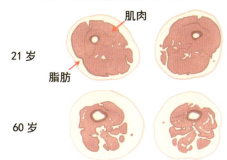

肌肉减少症可表现为虚弱、容易跌倒、行走困难、步态缓慢、四肢纤细和无力等，其中，下肢骨骼肌对于人体运动意义重大，下肢肌力的减退也是引起跌倒、骨折等的重要因素。

2. 什么情况下容易发生肌肉减少症

肌肉减少症是与年龄相关的疾病，是环境和遗传因素共同作用的复杂疾病，其发生的危险因素主要涉及如下几个方面。

（1）缺乏运动：年龄增长导致的运动能力下降是老年人肌肉量和强度丢失的主要因素。长期卧床的老年人肌肉强度的下降要早于肌肉量的下降，而老年人活动强度不足导致肌力下降，而肌肉无力又使活动能力进一步降低，正是由于这些恶性循环的相互作用，最终肌肉量和肌肉强度均下降，跌倒的发生率升高。

（2）神经-肌肉功能减弱：骨骼肌失神经支配被认为是肌肉减少症的主要机制之一，神经-肌肉的不协调加剧了老年人跌倒的发生。

（3）激素的变化：机体内多种激素可参与蛋白质合成与分解的代谢过程，年龄的增长以及某些疾病状态，如糖尿病、乳腺癌等，激素的水平及其敏感性会发生改变，而导致体内蛋白质的合成与分解代谢紊乱，在一定程度上导致肌肉减少症的发生。

（4）慢性消耗性疾病：老年患者患有慢性消耗性疾病如恶性肿瘤、

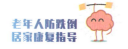

慢性阻塞性肺疾病等均有不同程度肌肉减少症的发生。

（5）肌细胞凋亡：老年人肌细胞凋亡显著高于年轻人，肌细胞凋亡与线粒体功能失常及肌肉量的丢失有关。

二、骨质疏松症是老年人易发生跌倒损伤的主要原因

1. 了解骨质疏松

世界卫生组织关于骨质疏松症的定义是：骨量低下，骨微结构破坏，导致骨脆性增加，易发生骨折为特征的全身性骨病。

骨质疏松症的主要表现为骨矿物质密度降低，骨小梁减少，骨质变松变薄，骨骼承受外力的程度降低，骨脆性增加，导致脊椎骨压缩变形等。骨质疏松随着年龄的增长而加重，女性较男性多发，女性多见于绝经期后，男性多见于60岁以后。

原发性骨质疏松可分为Ⅰ型和Ⅱ型。Ⅰ型又称为绝经后骨质疏松，主要原因为女性绝经后雌激素水平显著下降，骨吸收的速度远大于骨形成的速度，导致骨量丢失。Ⅱ型又称为老年性骨质疏松，为低转换型，一般认为发生在65岁以上的女性和70岁以上的男性，与衰老导致的骨质变化有关。

2. 老年骨质疏松症的主要表现有哪些

（1）疼痛：原发性骨质疏松症最常见的症状为腰背痛，占疼痛患者的70%~80%。疼痛沿脊柱向两侧扩散，仰卧或坐位时疼痛减轻，直立时后伸或久立、久坐时疼痛加剧，日间疼痛轻，夜间和清晨醒来时疼痛加重，弯腰、肌肉运动、咳嗽、大便用力时疼痛亦加重。

（2）身高缩短、脊柱后凸畸形：身高缩短、驼背是继腰背疼痛症状出现之后的一个重要体征。女性在绝经后，或人到老年，由于出现骨质疏松症，脊柱的结构和强度明显减弱，在受到身体重力的压迫下会逐渐变形。或者在负重、受到轻微的外力作用下，发生压缩性骨折，这在下胸椎和腰椎比较多见。由于每节椎体高度都有不同程度的减少及驼背

第二章 认识跌倒：由增龄衰老带来的跌倒问题

畸形，从而导致身高缩短。正常人有24节椎体，每一节椎体高度约2厘米，老年人骨质疏松时椎体压缩，每一节椎体缩短2毫米左右，身长平均缩短3~6厘米。

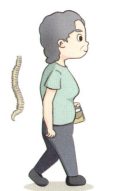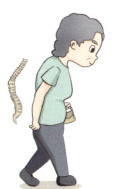

（3）骨折：骨质疏松症患者在轻微外力作用下即可发生骨折。骨质疏松症骨折发生在扭转身体、手持重物、开窗等室内日常活动中，严重情况下即使没有较大的外力作用也会发生骨折。

（4）呼吸功能下降：骨质疏松症、腰椎压缩性骨折导致脊柱后弯可导致胸廓畸形，引起多个脏器的功能变化，其中呼吸系统的表现尤为突出。

3. 骨质疏松性骨折的好发部位

老年骨质疏松性骨折的好发部位是脊柱、髋部和桡骨远端。

（1）脊柱骨折：老年骨质疏松导致的脊柱骨折常发生在胸腰椎椎体，以胸腰段多椎体连续压缩骨折最多见。脊柱骨折可造成老年人，尤其是女性老年人的身高变矮、弯腰驼背、腰背部肌肉力量下降，使老年人的整个身体向前倾斜，影响平衡功能。

由于脊柱骨折、形态改变，因此人体活动时，腰背肌肉要进行一定的代偿来弥补脊柱的功能缺陷。长此以往，将导致肌肉疲劳、腰背疼痛。一般长时间站立或久坐时，疼痛较为明显。当脊柱骨折的碎片压迫到脊髓时，致疼痛放射至下肢，导致间歇性跛行，对老年人的步行能力也产生一定的影响，长期的腰背疼痛严重影响着老年人的生活质量。

（2）髋部骨折：是骨质疏松性骨折的好发部位之一，骨折后病情最严重,且死亡率极高,是导致老年人生活质量下降或死亡的主要威胁之一。老年人股骨颈部骨小梁数量减少,股骨颈变脆,且髋关节周围肌肉力量衰退,对骨骼的保护作用降低。因此,在外力作用下,如跌倒、从床上跌下、下肢突然扭转,甚至走路的时候都可能发生骨折。

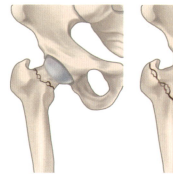

(3)桡骨远端骨折:当人要摔倒时,多会反射性地伸出手掌触地来支持和保护身体。桡骨远端骨折常呈粉碎性,累及关节面,易残留畸形和疼痛,造成前臂、腕关节和手部功能障碍。

三、老年人跌倒骨折的并发症有哪些

失用性病变又称为失用综合征,主要包括肌肉萎缩、关节挛缩、代谢障碍(骨质疏松、尿路结石)、循环障碍(直立性低血压、静脉栓塞、吸入性肺炎、压疮)、肛门和尿道括约肌障碍以及心理性改变等。而老年人跌倒损伤后均可产生上述并发症,有些病因如骨质疏松,也易导致骨折损伤,两者密不可分,互为因果。所以,老年人跌倒损伤后的并发症不仅严重影响康复效果,还增加了医疗负担,降低患者特别是老年患者的生活质量,缩短寿命。

(一)肺炎

老年人骨折后,无论是手术治疗还是保守治疗,患者往往较长时间卧床不起。由于老年人免疫功能大幅下降,且老年人食道括约肌张力下降,在卧床期间,容易发生胃－食管反流,把胃里待消化的食物吸入肺部;并且卧床患者生活自理能力下降,口腔卫生也得不到保障,口咽部的细菌误吸入下呼吸道,也加大了肺炎发生的风险。老年人骨折后,更易发

第二章 认识跌倒:由增龄衰老带来的跌倒问题

展成重症吸入性肺炎。当老年骨折患者有恶心、呕吐病史,神志精神状态及肺部体征发生变化时,需警惕吸入性肺炎的可能。

(二)压疮

老年人严重骨折后长期卧床不起,身体骨突起处受压,局部血液循环障碍,易形成压疮。压疮常见部位有骶骨部、髋部、足跟部。对于老年人全身血液循环差、营养差、心理压力大,在治疗期间极易发生压疮。

压疮一旦发生将难以愈合,会成为全身感染的主要原因,导致老年人死亡率上升。所以,需要给长期卧床的老年人定时翻身。

(三)下肢深静脉血栓形成

下肢深静脉血栓形成多见于骨盆骨折或下肢骨折。下肢长时间制动,静脉血流缓慢,加之创伤导致血液高凝,易导致血栓形成。栓子脱落是并发急性肺栓塞的主要原因,增加了老年患者的死亡率,因此要注意观察长期卧床老年人下肢皮肤的颜色、温度、足背动脉的搏动和下肢静脉的充盈情况等。

(四)关节僵硬

老年人骨折后,患肢长期固定,静脉与淋巴回流不畅,关节周围组织中浆液纤维性渗出和纤维蛋白沉积,发生纤维粘连,并发有关节囊和周围肌肉挛缩,致使关节活动障碍,这也是骨折与关节损伤最为常见的并发症。

(梁贞文　陈晓亚)

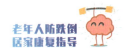

第三章 正视跌倒：老年人跌倒风险的评估与预防干预

前面提到，跌倒在社区老年人中十分常见，给社区医疗机构的医务工作者和老年人家属带来极大的医疗负担。虽然目前对于老年人跌倒还无法完全避免，但可以利用现有的一系列方法来预估老年人的跌倒风险，并采取针对性的措施来进行预防干预。

第一节 怎样判断老年人是否存在高跌倒风险

一、如何进行跌倒风险的初期筛查

在日常生活中，可以定期对老年人跌倒风险进行规范的筛查和评估。社区中老年人的人口比例较大，想要逐个进行系统的跌倒风险评估，工作量较大，也较为繁琐。所以在日常生活中，我们通常利用一些简单的问题，将高跌倒风险的老年人群筛查出来，然后对其进行更为细致的多因素风险评估。这种方法也方便老年人及其家属自我评估。

初期筛选问卷如下：

（1）在过去的一年里是否发生过两次及以上的跌倒？

（2）是否感觉行走或保持平衡存在困难？

（3）是否存在某些疾病或损伤的明显急性症状？

初期筛查相当于一项简单的调查问卷，针对以上问题，如果老年人有一项情况符合，那么就需要对其进行多因素跌倒风险评估来发现具体的危险因素。从第二章我们了解到，导致老年人跌倒的影响因素众多，因此我们在评估风险的时候也要考虑多个方面，这就是多因素风险评估。若发生过跌倒，则需要进一步观察老年人的步行和平衡能力。

美国老年医学会和英国老年医学会建议按下图流程对老年人进行跌倒风险评估。

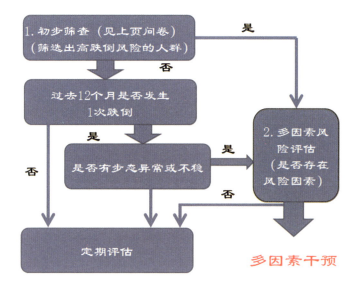

二、多因素风险评估都有哪些内容

通过初期筛查，基本可以确定哪些老年人跌倒的可能性比较大。由于跌倒是由多种原因导致的，所以对跌倒风险的评估也要考虑到各个方面。针对跌倒可能性较大的老年人，需要从多方面来评估跌倒的危险因素，主要包括以下几个方面。

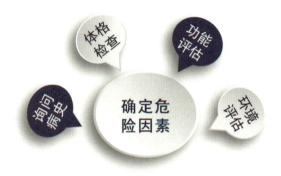

（一）询问病史

1. 自身情况及是否发生过跌倒

询问时包括年龄（尤其是超过75岁）、性别、种族。询问是否发生过跌倒，包括发生跌倒的时间、地点；跌倒时周围的环境是怎样的；跌倒时有无其他的症状，如头晕、下肢无力等；跌倒后是否产生损伤等。

2. 是否患有某些疾病

询问老年人是否患有影响平衡功能的疾病：①神经系统疾病，如脑卒中、帕金森病、脑外伤、脑积水等；②骨骼肌肉系统疾病，如慢性踝关节扭伤、关节炎、骨折、脊柱侧弯、颈椎病、腰痛、骨质疏松等；③心血管疾病，如脑血流灌注减少、氧气供应不足，导致老年人头晕、体力不支等；④泌尿系统疾病；⑤眼部疾病。

3. 是否同时服用多种药物

老年人大多同时患有多种疾病，并且服用多种药物。某些药物容易引起跌倒（如镇静药、抗精神病药、抗抑郁类药、抗癫痫药、Ⅰ类抗心律失常药、抗高血压药）。同时服用多种药物也会增加跌倒的风险。

因此，要询问容易发生跌倒的老年人，是否每天都要吃药？吃几种药？并判断这些药物是否容易引发老年人跌倒。

第三章　正视跌倒：老年人跌倒风险的评估与预防干预

（二）体格检查

1. 心血管功能

检查心血管功能包括老年人的心率、直立位脉搏、血压等。血压主要检测站立 1 分钟和 3 分钟后，卧位或坐位的血压。直立性低血压老年人由卧位或坐位突然改变体位时，容易出现短暂的头昏及眩晕，极易因站立不稳而跌倒。因此在体格检查时，要仔细筛查老年人是否患有此病。

2. 视力

视觉对姿势控制的维持起到非常重要的作用。视力减退、视觉分辨能力下降、视觉功能下降将增加跌倒风险。老年人普遍存在视觉功能障碍，包括白内障、青光眼以及与年龄相关的黄斑老化、老花眼、糖尿病性视网膜病变和血管畸形等眼部疾病，这些疾病都与跌倒有关。

3. 影像学检查

必要时也可到医疗机构进行影像学检查，包括 X 线、CT、MRI 等。

（三）功能评估

1. 平衡功能

针对社区或居家老年人，可以让其做一些简单的动作，观察完成情况。或使用国际上通用的量表，对老年人的平衡功能和姿势稳定性进行评估。目前最常见的筛查方法有：

（1）Berg 平衡量表（BBS）：该量表用于评测人体的平衡与移动功能，简单易学。社区卫生服务人员及老年人的家属都可使用。该量表包含 14 个动作项目，总分 56 分，得分越高，提示平衡功能越好，BBS 测试得分低于 40 分，提示有跌倒可能（见附录三）。

（2）计时起立 – 行走测试（TUGT）：要求准备一把有靠背的椅子，椅子座高约与老年人小腿的长度相等，在离座椅 3 米远的地面上立一根杆子。测试老年人从靠背椅上站起，站稳后，按照平时走路的速度和姿势（可使用助行器），向前走 3 米后绕过杆子转身走回到椅子前，再转

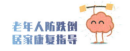

身坐下，靠到椅背上所用的时间。一般测量3次，取平均值。该测试用时较短，在家庭及社区卫生服务中心均能完成，但只适用于可独立行走的老年人的动态平衡功能测试。

平衡功能测试简单易行，但不能预测所有的跌倒事件。因为平衡功能只是导致跌倒的因素之一。

2. 步态功能

要求老年人以正常的速度步行一段距离，观察老年人步行时的状态。包括步行的节奏、对称性、流畅性，身体重心的偏移，上肢的摆动是否协调，行走时是否神情紧张等情况。

3. 认知功能

存在认知功能障碍的老年人步行及姿势控制能力不佳会影响其注意力资源的分配（不能将注意力集中在完成动作上），对危险情况也不能做出及时、准确的应对，增加了跌倒的风险。

可以测试老年人的双重任务完成能力。例如让老年人一边走路一边回答问题（如算数），观察老年人在回答问题时步行速度是否降低。另外，社区卫生服务人员也可使用简易智能精神状态检查表（MMSE，见附录四）来测试老年人的瞬时记忆、注意力与计算力、延迟记忆等认知相关的功能、能力。

4. 日常生活活动能力

老年人日常生活自理能力逐渐下降，了解高风险老年人群的日常生活能力可以有效预测老年人群跌倒的风险。在临床上包括修饰（刷牙、洗脸、梳头、剃须）、穿衣（上衣、裤子、鞋袜、支具）、进餐、洗澡、小便控制、大便控制、如厕（便后擦净、整理衣裤、冲水）、床椅转移、平地行走和上下楼梯等。

5. 心理功能

曾经发生跌倒的老年人容易对外出活动产生恐惧心理，而这种恐惧心理使得老年人在活动时动作幅度及速度均减小，姿势更加不稳。因此，

第三章　正视跌倒：老年人跌倒风险的评估与预防干预

我们可以对老年人完成指定活动内容时不发生跌倒的信心进行测试。

通常可用活动平衡信心量表（ABC，见附录五）让老年人进行自我测评。该量表包括 16 个动作，每个动作有 0~100% 的分级。100% 表示完成这项动作不跌倒的信心充足，害怕跌倒的心理程度低。相反，0 表示一点信心也没有。通过了解患者对于跌倒的心理情况，从而采取有效的心理干预。

（四）环境评估

一半以上的老年人跌倒是由环境因素造成的；70% 发生在家里，10% 发生在楼梯上。因此全面的环境评估，有助于预防老年人的跌倒。

进行居家环境致跌倒危险因素评估包括：同住人口、人均居住面积、居住楼层、地面材料、有无台阶、有无门槛、客厅座椅、卧室床铺、照明条件、家具摆放、卫生间便器、浴室条件、厨房摆设等，是否存在照明不足，光脚或穿了不合适的鞋，宽松的地毯，地埋式的管子和（或）绳子，地板湿滑，没有扶手，地板表面凹凸不平等情况。

（夏　汶）

第二节　老年人进行跌倒预防干预的主要原则有哪些

一、增强老年人的跌倒防范意识

增强老年人的跌倒防范意识，首先要让老年人意识到跌倒的严重危害。另外，也要让老年人了解到哪些因素容易发生跌倒。建立跌倒防范意识，具体包括以下几个方面。

（一）增强跌倒的防范意识必须从老年人自身开始

让老年人接受健康教育，提高自身的健康素养是非常重要的。对老年人进行跌倒防范教育，可以提高老年人自身对跌倒危险因素的警觉性。

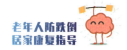

（二）老年人的照护者及相关医护人员具有识别跌倒危险因素的能力

老年人的照护者及相关医护人员应该懂得采取什么样的措施能够减少跌倒带来的伤害。另外，医护人员需要时刻了解跌倒治疗和预防方面研究的最新进展。

大多数老年人会在家里安度晚年。因此，社区层面也要树立老年人跌倒的防范意识。物理障碍较多的社区（如不合理的台阶设计）会导致老年人对他人的依赖性增强。这些障碍使老年人不愿出门、体力活动减少，导致其患抑郁症及其他身体障碍的概率增加。

二、提高对跌倒危险因素的评估能力

首先，对于老年人自身而言，一些不健康的行为方式会造成其身体虚弱而跌倒。而仅对老年人进行跌倒预防相关的健康教育是不够的。确认老年人跌倒风险的关键因素，并督促老年人采取适当的预防性行为（如从事体力活动、饮食健康、不吸烟、少量饮酒和控制用药等），可能会对减缓跌倒的发生发展、身体功能的下降，提高老年人的生活质量有所帮助。一般可使用一些科学的问卷调查来发现老年人的跌倒危险因素，也可以去医疗机构进行更细致的检查。

建立老年人能够负担并且十分便捷的卫生及社会服务系统，经常为老年人做常规的跌倒风险筛查，极大减少老年人跌倒及相关损伤发生的可能性。同时，应该对卫生专业人员进行相关培训，让他们应用科学的方法对具有跌倒风险的老年人进行筛查。

三、针对评估结果，有效实施干预措施

跌倒的危险因素具有多样性，大量研究表明，同时针对几个内在和外在的危险因素的干预措施可以有效减少老年人跌倒的概率。而相应的干预措施需从以下几个方面实施。

第三章 正视跌倒：老年人跌倒风险的评估与预防干预

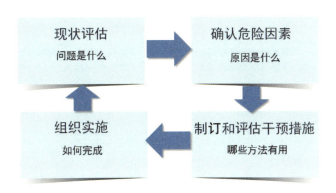

（一）改变老年人的危险行为习惯

害怕自身不适应，是老年人不愿意改变自身习惯的主要原因之一。提供定期、准确的锻炼效果可以帮助老年人看到自身的进步，提高其锻炼的积极性。

（二）改善环境

有证据表明，对家庭环境（物品、结构设置）的评估和修正，是降低老年人发生二次跌倒的最有效手段之一，可降低老年人的跌倒风险。

（三）健康管理

老年人比年轻人更依赖药物的使用，定期和系统的药物审查能够有效降低跌倒发生的概率。视觉障碍是引发跌倒的危险因素，必要时定期进行视力检查也能降低老年人跌倒发生的概率。

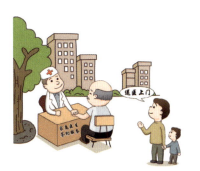

（四）体育活动

规律的体育锻炼对老年人的生理、心理起着积极作用。规律的体育活动能够防止并降低社区老年人的跌倒风险。体育锻炼可以根据个人的能力及锻炼的经验随时进行调整。

（夏 汶 谢 城）

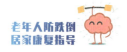

第四章 预防跌倒：老年人应如何进行

跌倒并不是衰老的必然结果。通过实施针对性的干预措施，哪里薄弱补足哪里，跌倒是可以预防的。那么，对老年人跌倒预防来讲，哪些手段是有效的呢？

第一节 运动锻炼：强身健体、告别虚弱

老年人可以通过运动锻炼来提高自身身体素质，预防跌倒。以锻炼肌肉力量、步行及平衡功能为主的运动锻炼，是预防老年人跌倒最有效的方法之一。

一、为什么推荐老年人进行运动锻炼

生命在于运动。随着岁月的流逝，人终将会面临衰老问题。而运动是延缓衰老，保持青春活力的有效手段之一。

（一）运动有利于促进老年人的生理及心理健康

1. 改善心肺功能

运动能够延缓心脏、血管的衰老，改善心血管的营养和代谢，改善微循环。这种变化降低了冠状动脉粥样硬化及高血压的发病概率。

运动能延缓肺的老化，提高氧的运输能力，有利于降低慢性气管炎、肺气肿等呼吸系统疾病的发病概率。

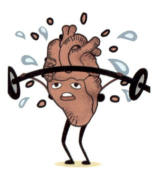

第四章 预防跌倒：老年人应如何进行

2. 改善运动系统功能，预防骨质疏松

运动锻炼能增强肌肉力量和耐力，促进全身的血液循环，减缓肌肉退行性变化的进程及降低"肌少症"发生的概率。还可以改善韧带的弹性，保持关节的稳定性和灵活性，改善本体感觉功能，减少和预防运动损伤的发生。

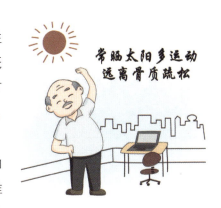

老年人多发骨质疏松，运动产生的机械应力可以刺激骨的形成，改善与维持骨的正常结构，增加骨密度，预防骨质疏松。

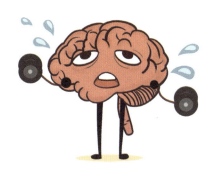

3. 改善神经系统功能

神经系统能够调节运动肌肉有规律地、协调地收缩。运动可以使脑区的结构发生改变，提高大脑功能，改善神经系统的调节功能，提高神经系统的反应能力和判断能力，快速地进行动作协调，保持平衡。经常参加运动锻炼的老年人，能保持精力充沛、动作灵敏，机体保持柔韧和灵活，预防老年痴呆。

4. 改善机体代谢能力，提升免疫力

步入老年期后，体内的新陈代谢能力降低。参加运动锻炼能够促进人体物质的代谢，增强免疫力，长期坚持可以达到抗疲劳和抗衰老的效果。此外，运动还能够增加热量的消耗，可以消耗体内多余的脂肪，保持体重。

5. 对心理健康的积极影响

人到老年容易产生偏执、孤独、多疑等不良情绪。而参加体育锻炼

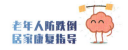

能给老年人的生活增添乐趣，防治老年抑郁症。有专家提出，运动能够加强人的自尊和独立感，消除沮丧的情绪。

（二）有助于改善老年人的社会关系

运动可以促使老年人与他人进行交往，建立新的人际关系，增进情感交流。体育活动需要长时间不间断地进行，也会使中老年人养成结伴锻炼的习惯。

老年人在群体活动中，可以获得一种归属感。经常参加体育运动可以使老年人的生活变得丰富多彩，劳逸结合，达到愉悦身心的目的。

（三）有助于防治慢性疾病

老年人根据自身的生理特点选择适宜的锻炼形式，能够对老年人慢性疾病的治疗及康复产生积极作用。如前文提到的，运动对心血管及心肺功能具有促进作用，有助于防治老年人的动脉硬化、冠状动脉粥样硬化、高血压、肺气肿及慢性气管炎等疾病。另外，运动能够缓解老年人的不良情绪，改善睡眠质量，降低老年抑郁症的发生概率。

（四）预防跌倒

由衰老和疾病引起的各种平衡功能障碍是老年人易跌倒的主要原因。坚持运动锻炼能够增强老年人的下肢肌肉力量，提高本体感觉功能、神经反应能力，改善关节活动度和认知功能，这些都是预防老年人跌倒的重要因素。另外，运动还能够调节老年人的心理状态，改善情绪，防治老年痴呆及老年抑郁症的发生。

二、老年人运动锻炼的基本知识

老年人的心态改变，会导致其对运动产生一些错误的认知。因此，我们现在介绍一些老年人运动的基本知识，并对老年人参加运动的一些疑问进行解答。

（一）老年人适合进行哪些运动

老年人参加运动锻炼应根据其自身的生理特点、生活习惯、年龄、运动基础、疾病、作息等多种因素，有目的、有计划地选择合适的体育

第四章 预防跌倒：老年人应如何进行

锻炼项目。虽然衰老是老年人的普遍表现，但老年人之间的个体差异很大，对运动的种类、运动时间及运动频率的选择也应有所不同。

老年人应避免那些动作剧烈，对速度、力量要求过大的运动项目，并根据老年人的实际情况适当调整运动形式。那么，老年人适合什么样的运动呢？

1. 中等强度有氧运动

有氧运动可以提高心肺功能，提高肌肉组织利用氧的能力，能消耗体内脂肪，改善糖类和脂肪代谢，是老年人的首选运动形式。

2. 强度较弱而慢的运动

对于体质较弱、患有疾病的老年人来说，要选择运动强度较弱而且慢的运动，如步行、太极拳等。并且在进行此类运动项目时，要以身心充分放松、恢复体能为宜。

3. 强度较大的运动

体质比较强健的老年人可选择活动量稍大一些的运动项目，如爬山、跑步等。进行此类项目的锻炼要注意活动量，还应适当地休息，不要给关节及心肺带来过大的负担。

（二）老年人运动应当循序渐进、动静结合

老年人运动须遵循循序渐进的原则。运动量应该随时间逐渐增加，不要急于求成。锻炼后如果轻微发热、出汗，运动后感到轻松，睡眠质量改善，则说明运动强度刚刚好；如果锻炼后头昏、胸闷、气短，疲劳感明显，则说明运动量过大。

老年人运动过程中应注意适当休息，运动应由简到繁，由慢到快。因此，运动前进行准备活动，以动员机体各组织和肌肉，适应运动的需要；运动结束后进行调节活动，使呼吸和心率缓慢下降，防止出现头晕、呕吐等不适症状。

（三）持之以恒才会有好的锻炼效果

体育锻炼贵在坚持，机体只有在不断运动刺激下，才能强健，偶尔几次运动很难得到预期效果，对提升耐力和心肺功能也毫无意义。老年人应该提高自觉性，把运动锻炼融入生活当中。当然，对于患病老年人，可以适当减少运动量甚至暂停运动，这可以根据自己的身体状况决定。

（四）注意安全、合理安排运动量

老年人也要注意锻炼的场地和天气等外界因素，避免意外发生。另外，老年人运动不需要过高的速度和力量；锻炼时避免争强好胜，一定要量力而行；运动时要时刻注意自身的身体状况，加强自我监督，控制运动心率。如感到身体不适，则立即停止运动，休息一段时间，必要时可寻求医疗帮助。

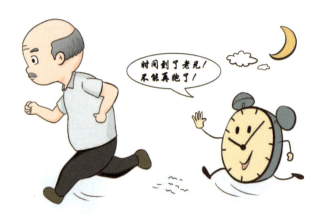

（五）对一些老年人运动问题的解答

部分老年人对自身的身体状况不是很自信，总是对参加体育活动存在一定的顾虑，接下来我们会对老年人关于运动的一些常见疑问进行解答。

1. 运动会加重疲劳感吗

不经常运动的老年人进行一定强度的运动锻炼后，身体消耗了大量的能源物质（血糖），血液中的乳酸含量增加，导致疲劳。但这种疲劳只是暂时性的，通过调整运动强度和适当休息，疲劳很快会消失，而坚持锻炼，则会促进肌肉的血液循环及血乳酸的代谢，减缓疲劳感。

第四章　预防跌倒：老年人应如何进行

2. 运动会加重病情吗

如果患有疾病的体弱老年人，没有经过专门的体格检查及运动指导，没有掌握适合他的运动方式，则很可能会带来身体不适，使病情加重。运动是很多疾病治疗及康复必不可少的手段，但对于发热、疾病急性期、出血、骨折未愈等患者，应禁忌运动锻炼。

3. 运动会使恢复期脑出血复发吗

我国老年人脑出血的发病率极高，脑出血导致的平衡功能障碍易导致老年人跌倒。强度较大的、激烈的、闭气式的运动（如举重）可导致血压升高，心率增快，不利于脑出血恢复期患者的康复。但是脑出血恢复期患者可以进行一些主动或被动的功能性康复活动，这类运动并不会引起脑出血的复发，反而有助于老年患者的功能恢复，预防关节、肌肉挛缩畸形。

4. 家务劳动能代替运动锻炼吗

家务劳动具有一定的运动健身作用，但是其运动强度过低，达不到老年人健身的运动量，并且一些如扫地、擦窗户等动作只是单纯的重复固定的姿势，易造成局部疲劳。因此，建议老年人多做一些专门性的运动及室外活动。

5. 运动后食欲变好了，这会使体重增加吗

很多老年疾病都与肥胖有着密不可分的关系，过度肥胖可导致老年人死亡率上升。运动后食欲增加，这是由于运动消耗了机体的能量，机体需要补充能量。另外，长时间运动会使肌纤维增粗，体重会略有增加。因此，如果运动消耗的能量大于进食产生的热量，那么体重可能会相应的减轻；进食的热量大于运动消耗的热量，则体重会增加。所以，只要科学地运动，合理膳食，就不用担心体重增加。

三、老年人如何科学地进行运动锻炼

老年人进行运动锻炼与年轻人不同，因为老年人的活动极限和活动

能力均有所降低。因此，安排老年人合理科学地锻炼，可以减少意外的发生。

（一）老年人的运动处方

运动处方是指按照人体的健康状况、体力以及心血管的功能状况，有目的、有计划地指导老年人进行科学的锻炼。

运动处方的内容包括运动项目、运动强度、运动时间、运动频率等。我们提出了适合老年人跌倒预防的运动处方，供老年朋友们参考。

1. 运动项目

运动项目是运动处方的核心内容，可由 1~2 个主要项目和若干辅助项目组合而成。老年人建议多做一些低强度的有氧运动，如太极拳、快步走、健身操等，也可以利用家里的家具或墙面进行一些拉伸和负重肌肉力量训练。

2. 运动强度

运动强度是指单位时间内的运动量，常用心率指标和最大摄氧量来衡量。美国老年医学会建议老年人运动强度的阈值达到最大心率的60%。最大心率一般用 220 减去年龄来表示。

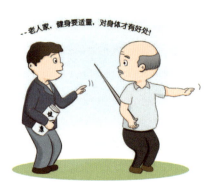

3. 运动时间

只有达到一定的运动量，才能取得明显的锻炼效果。时间过短，效果甚微；时间过长，易产生疲劳。初次锻炼应该从低强度开始，运动时间不宜过长。此后，随着身体的适应性逐渐加强，可慢慢递增运动强度和时间。

推荐每天运动 30~60 分钟，包括准备活动和整理活动。进行低强度有氧运动，时间应维持在 30 分钟以上。如刚开始锻炼时不能完成 30 分钟以上的运动，可锻炼一会休息一会，然后再锻炼，间歇进行。

4. 运动频率

运动频率是指每周锻炼的次数。以健身为目的时，运动频率可以每周进行3~4次，可以由少到多、逐渐增加，以达到最佳效果。

（二）老年人运动的注意事项有哪些

1. 检查

开始运动健身前最好做个全面体格检查，以了解自己的健康状况，为运动处方的制订提供依据。

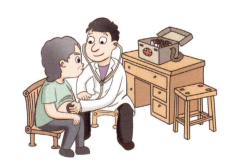

2. 坚持

尽量选择全身性体育活动，避免某一器官或肢体负担过重。也可几项运动项目同时进行，并持之以恒。只有长期坚持体育锻炼才能达到良好的健身效果。

3. 适度

进行锻炼时必须结合自己身体的实际情况，量力而行、循序渐进，运动与休息安排适当，根据身体反应及时进行调整。

4. 运动后避免大量饮水

运动后大量饮水会引起体内水、盐比例失调，致使体内水和电解质平衡紊乱。老年人运动后可先漱漱口，稍做休息，先喝一点淡盐水。30分钟后再根据需要逐步补充水分。

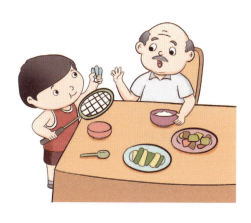

5. 饭后不宜剧烈运动

饭后大量的血液流向消化系统，如果此时开始运动，血液将从消化系统转到运动系统中去，不利于消化吸收。

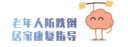

6. 骨质疏松老年人应该注意运动强度

对于已经出现骨质疏松的老年人，要注意运动锻炼的科学性，避免负重运动。否则不仅不能改善骨骼的强度，反而会导致腰椎压缩性骨折等不良事件。

（三）运动锻炼的一般步骤是什么

一般的健身运动包括热身活动、锻炼的主体活动和整理活动。在运动前后进行热身和整理活动有利于减少运动损伤和消除疲劳。

1. 热身活动

热身活动又称准备活动。顾名思义，其作用是进行主体活动之前，以较轻的活动量，预先动员心肺、肌肉等器官系统的功能潜力，使身体尽快适应即将开始的各种运动锻炼，降低损伤的风险系数。

热身运动的强度和持续时间因个人的体能情况而定，一般5~10分钟，身体微微出汗便可以结束热身活动。热身活动的内容主要包括两部分，即拉伸肌肉和活动关节。热身时被拉伸的肌肉有股二头肌、股四头肌、小腿三头肌、背部肌群等；可进行节律的环绕动作来活动关节，主要活动的关节有肩关节、髋关节、膝关节和踝关节等。

2. 锻炼的主体活动

锻炼的主体活动即锻炼的主要内容，一般建议持续时间为30~60分钟。

3. 整理活动

整理活动是指在运动结束之后所做的缓解放松运动。其目的主要是使身体各器官系统逐渐从运动状态恢复到安静状态。运动产生的大量乳酸使人体感到疲劳，因为运动引起的人体生理变化并不是随运动的停止就会马上消失的。如果不做整理活动而突然完全停止下来，则容易产生恶心、呕吐、心慌、面色苍白甚至晕倒等不良反应。

整理活动的内容是多种多样的，主要是深呼吸运动和较缓和的全身运动，一般采用慢走等小强度活动和各种牵拉练习，起始活动应与刚刚结束的运动相衔接,然后慢慢过渡到缓慢的小强度动作。

(四)老年人运动过程中的医务监督

老年人在运动过程中,通过医务监督可以恰当掌握运动量,以确保老年人安全运动。医务监督可以由卫生专业人员及家属对老年人进行外部监督,也可以由老年人进行自我监督。

1. 外部监督

(1)体温:正常成人舌下温度为36.5~37℃,腋窝温度为36~37℃,直肠温度为36.5~37.5℃。情绪激动,饮食及运动后,体温会相应升高。

(2)心率:正常情况下,脉搏等于心率。可读取15秒的脉搏数乘以4来计算1分钟的脉搏次数。安静状态下成人心率为60~100次/分,运动员的心率比成年人略慢,45岁以后老年人的心率逐渐下降,一般认为安静时的心率低于60次/分为心动过缓,高于100次/分为心动过速,此时暂不宜参加运动量较大的体育锻炼。

(3)呼吸:成人呼吸与脉搏的比值约为1:4,即每呼吸一次,脉搏搏动4次。老年人呼吸,卧位时为14~16次/分,坐位时为16~18次/分,站位时为18~20次/分。

(4)血压:老年人正常范围血压的收缩压为90~140毫米汞柱,舒张压为60~90毫米汞柱。这个范围之外可能是高血压(过高)/低血压(过低)。

(5)肺活量:正常成年男性肺活量为3000~5000毫升,成年女性为2000~3500毫升,肺活量随着年龄的增长而下降,30岁以后每增长1岁,肺活量平均下降25~30毫升。

2. 自我监督

自我监督即老年人在运动过程中对自身的身体状态的监督与评价。掌握自身的身体状态以便随时调整锻炼计划和运动强度,防止过度疲劳。

检查脉搏对老年人来说是最简便的自我监督方法。老年人可对自身

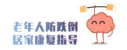

每天起床时、运动开始前及运动后1分钟的脉搏和呼吸次数进行检测。运动结束后再观察自己1分钟脉搏和呼吸次数需要多久才能恢复到运动之前的值。长时间锻炼,最好每10~20天做一次自我检测,便于分析比较。

四、老年人适合进行哪些锻炼来预防跌倒

老年人参加运动锻炼必须根据自身情况量力而行。所以,根据老年人的生理特征,下面介绍几种有助于老年人平衡功能锻炼、适应老年人生理特征的体育运动项目。

(一)室外运动

1. 太极拳

太极拳是源自我国民间的一种传统运动形式,它集保健、修身于一体,强度适中。由于其独特的运动形式,对老年人的跌倒预防比其他运动效果更佳。

(1)太极拳的分类:太极拳的拳架动作一般是指下蹲的幅度,根据下蹲幅度的高低,可将太极拳分为三类。①高架式:简化太极拳及健身太极拳通常采用高架式,其特点是拳式舒展大方,强度较小;②中架式:其拳架大小适中;③低架式:多见于竞赛太极拳,对下肢负荷较大。初学者练习低架式太极拳难度较大,易导致动作变形,因此不建议老年人及初学者进行低架式太极拳练习。

也可以按照适用人群分为传统太极拳、竞技太极拳和健身太极拳。健身太极拳相对于其他两类,动作较简单,容易掌握。下面我们介绍的太极拳主要以健身太极拳为主。

由原国家体委于1956年正式公布的24式太极拳,是在杨氏太极拳的基础上,对原有的套路进行简化而成,简单易学,便于老年人掌握。在国内及国际上的影响较大,是非常具有代表性的健身类太极拳。

全套可分为八组,包括"起势""收势"共24个动作。老年人可连贯练习,也可根据自身状况对动作进行拆分、自由组合练习。

第四章 预防跌倒：老年人应如何进行

（2）练习太极拳的动作要领

1）柔和平稳，松而不软：练习太极拳时，要求在保持身体正常姿势的情况下，做到柔和松软，不要像做广播体操一样，直来直往。姿势要舒展饱满，双手好像抱着一个球，不能紧张的像夹着一本书。

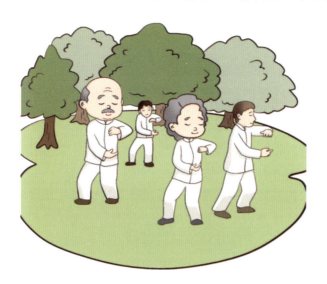

2）分清虚实，稳定重心：注意动作的虚实和身体重心的转移。太极拳随着手法的变化，重心不断在两条腿间移动。此类轻灵柔缓的步法，其实对腿部支撑有着很高的要求，对锻炼下肢肌肉力量十分有益。

3）自然呼吸，气沉丹田：练习太极拳时，动作可配合深且慢的腹式呼吸运动，并根据动作及全身状态调整呼吸的形式、深度及频率，以满足机体对氧气的需求。

（3）初学太极拳的注意事项

1）掌握动作要领，不要急于求成：太极表面看起来动作缓慢、轻松自如，容易练习，但其运动方式与日常活动形式差异较大，对身体各部位动作要求较高。初学太极拳的老年人大多没有经过专业的体育训练，在学习太极动作的过程中，协调性较差，常常不能记清楚动作，导致动作畸形。

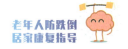

太极拳的基本站桩姿势与基本动作要比套路练习简单得多。例如，几乎保持静止不动的无极桩；仅有手部和下肢动作的升降桩、开合桩；单独的步法练习等。老年初学者可以从基本功和基本步法开始学习，既容易掌握动作要领，又能增强下肢肌肉力量，有利于后续动作套路的练习。老年太极拳初学者可从高架式站桩开始练习，在增强下肢肌肉力量的同时，也能减缓膝关节的压力。

2）要掌握适当的运动量：太极拳运动虽然动作柔和、缓慢、运动强度较其他运动项目小，但它在练习过程中下肢始终保持屈膝半蹲的姿势，重心由一侧下肢缓慢地过渡到另一侧下肢的动作很多，这就加大了下肢的负荷量，且架式越低，运动量越大。所以，初学者练完一两套太极拳套路后，往往会感到两腿酸痛。

稍微体弱的老年人可采用较高的架式单练一组或几组，或只挑选一两个动作编排成拳操，如"揽雀尾""云手""起式""无极桩""升降桩"等。对于患有各类慢性疾病的老年人，运动量及套路动作都应做出适当的调整。例如，对患有膝关节骨性关节炎的老年人，可适当减少下蹲或单腿支撑的动作来减轻对膝关节的压迫。且每次运动量不宜过大，要注意循序渐进，逐渐加大运动量，必要时可咨询医生及社区专业医务人员的意见。

3）要持之以恒：运动锻炼贵在坚持，太极拳锻炼亦是如此。我们所说的坚持锻炼，是要求每周至少3次，而不是平时不练，周末猛练。这种锻炼形式不利于老年人的身体健康。

4）其他：由于太极拳练习时膝关节横向剪切力较大，因此更年期女性练习时需谨慎，防止膝关节损伤。初学者建议有专人指导，掌握正确的套路，避免因不正确的动作造成运动损伤。

2. 健身气功——八段锦

（1）运动特点：八段锦属于中低强度的有氧运动，整套功法分为八段，每段一个动作。适宜于体力中等或体弱的老年人，以及慢性病患者练习。八段锦的每个动作都是闭链运动，没有场地限制，坐位、站位皆可练习。八段锦通过伸展，躯干前屈、后伸，摇摆等动作达到增强关节活动度，锻炼肌肉力量，强筋健骨的目的。老年人随着年龄的增长，认知功能、身体功能及协调能力下降，八段锦这种简单的练习动作和较低的运动强度适合高龄老年人锻炼。

八段锦的每个动作针对不同的练习部位，可增强各部位关节的灵活性及协调性。经常练习，能够加强大脑皮质神经的兴奋性，预防大脑衰老。

（2）练习注意事项：①动作幅度到位，全身肌肉和精神放松，以达到自我调整的目的。②练习的强度要因人而异，量力而行，初学者建议每个动作做八次，练习一段时间后可增至每个动作十六次。可根据自身的实际情况增加或减少某一节的练习次数，也可以单练某一节，适当增加练习次数。③呼吸配合动作，一般采用腹式呼吸。④掌握动作的幅度和速度，例如转头，过快或活动度过大易导致头晕，反而增加了跌倒的可能性。

3. 健身步行

步行是以自身体重为负重的低强度有氧运动，其动作简单，不受场地、器材的限制，强度和速度都可随自己的喜好及身体情况控制。长时间的锻炼有助于延缓和防止骨质疏松，预防骨关节炎。另外，步行在整个运动过程中姿势相对较为稳定，人体的足底和下肢受到的冲击力较小，这也在很大程度上避免了运动损伤的发生，但又能对下肢骨骼产生持久的良性刺激。因此，长期坚持健步走对老年人的下肢功能有积极促进作用。

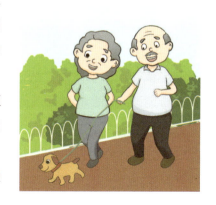

（1）分类：健身步行不单单是随便走走，它具有多种形式，具有不同的强度，可适合于不同人群。

1）散步走：即用较慢的速度缓慢

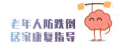

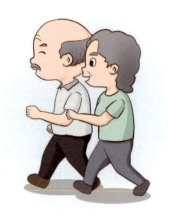

行走，是一种最廉价的锻炼方式。一般适用于年龄较大，体质较差或缺乏运动习惯以及肥胖的老年人。可分阶段循序渐进地进行，每次半小时左右。

2）快步走：也称为健步走，与散步相比速度较快，强度较大。每次半小时左右，可根据自身状态调整运动时间及步行速度。快步走除了要保持一定的速度外，也应该注意身体姿势的维持，保持抬头挺胸，步幅要大。

3）倒走：是锻炼人体平衡能力和躯体本体感觉的一种很有效的方法。老年人通过倒走可以有效锻炼平衡能力。倒走由于重心后移，能够对矫正脊柱弯曲（驼背）具有积极作用，对慢性腰痛和腰椎间盘突出症也具有一定的康复作用。

倒走应注意以下几个问题：①尽量选择平坦空旷的场地，注意周围环境，不要被绊倒；②尽量穿平底鞋；③每次倒走的距离不宜过长，可选定参照物，限定倒走距离；④腰痛患者注意小步慢行，避免骨盆前倾角度过大，给腰部带来更大的负担；⑤练习时最好两人结伴，互相提醒，确保安全；⑥年纪过大或平衡功能很差的老年人不建议练习倒走。

（2）步行锻炼的注意事项：①健步走运动前应穿着透气性良好、合脚、鞋底弹性较好、轻便的平底鞋，以缓冲地面对人体的冲击力。②走路姿势应保持肩放平，躯干自然伸直，收腹、头摆正、手臂节律性摆动。步行过程中呼吸自然，尽量保持腹式呼吸，呼吸节奏与步法节奏要有协调感。③步行健身首选铺有塑胶的健身跑道，塑胶可以减缓冲击力，保护踝关节以及减轻长时间步行的关节疲劳，不建议在水泥路上长时间步行。④锻炼过程中若出现胸闷、气短，应立即放慢步行速度，并慢慢停止。

第四章 预防跌倒：老年人应如何进行

4. 老年人慢跑

（1）运动特点：俗话说"树老先老根，人老先老腿"，强劲的下肢肌肉力量是人完成各类身体活动的重要支撑。下肢肌肉力量不足，是导致老年人跌倒的主要原因之一。由于慢跑比步行给下肢带来更激烈的冲击，如果运动负荷和强度安排不当，则会发生损伤或其他意外，因此，老年人在参加慢跑运动的时候一定要十分谨慎！

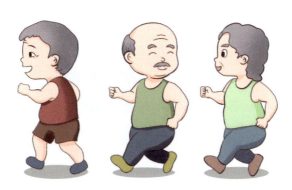

（2）老年人慢跑的注意事项

1）老年人慢跑前要进行身体检查：为了确保老年人的安全，在参加慢跑前，最好征得医生同意，并做一些必要的体格检查。跑步有可能引发潜在的疾病，所以老年人要注意经常进行身体常规检查。

2）跑的速度不宜过快：老年人慢跑一般以自己不觉得难受，能边跑边和同伴说话的速度为宜。另外，老年人慢跑一定要掌握好运动强度，控制运动强度最简便有效的方法是监控心率。如果心率较低，则可稍微加快速度；若心率过高就必须减慢速度，或改步行来放缓心率。

3）跑步的距离必须适当：跑步的距离可根据老年人身体情况自行掌握。老年人应量力而行，切忌不顾个人状况，盲目勉强自己挑战难以承受的距离。对于没有经过锻炼或体弱多病的老年人来说，这种行为很容易发生危险。

4）注意控制节奏：老年人刚开始参加锻炼时，可慢跑5~10分钟，

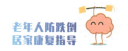

逐步适应后可增至 15~20 分钟。每周至少锻炼 3 次，可逐渐增加至 30~40 分钟。慢跑结束后不宜马上停下来，而应缓慢步行、原地踏步或做些放松整理活动，逐渐恢复到安静状态。

5）呼吸是否顺畅：跑步时要配合步伐节奏有节律地呼吸，建议每两步呼气一次、每两步吸气一次，开始鼻吸口呼，一段时间后鼻口同时呼吸，有意识地加强呼气，促进吸气，力求呼吸充分、通畅，使机体得以充分进行气体交换。要防止呼吸节奏紊乱，随时进行调整。如果跑步时呼吸急促，上气不接下气，则提示跑步速度过快或身体出现不适，应降低跑速或转慢跑为快走。

6）注意可能发生的危险信号：老年人如果参与慢跑运动时感到呼吸困难、胸部疼痛、头昏眼花等不良反应，应立即停跑，就医检查。切忌斗勇逞强，避免意外发生。

另外，体型过于肥胖的老年人不宜选择跑步，因为过重的身体会加重老年人膝盖的负担，造成膝盖损伤；同时，跑步方法不当，也可能导致膝关节损伤。若有膝关节炎、膝关节髌骨软化症、膝关节骨质增生、膝关节内外侧副韧带有炎症、跟腱轻微疼痛等疾病，也不适合慢跑锻炼。

7）鞋子的选择：跑步应选择大小合适、厚底、缓冲力好、柔软耐磨、透气性好等符合长跑特点的运动鞋。另外，可用鞋垫对鞋子进行校正，缓和下肢的负担，从而减少受伤。

5. 广场舞

（1）运动特点：广场舞锻炼现已演变成一种文化，深受广大中老年人，尤其是女性的喜爱。广场舞包含躯干和上下肢的较多动作，根据音乐的节奏，能使全身各部位都得到充分锻炼，适用人群广泛。经常锻炼，可以促进身体健康，提高人体的协调性、灵活性；长时间练习可以强壮骨骼，预防骨质疏松，帮助改善体型，减轻体重，舒展筋骨。

广场舞要求参与者根据音乐的节奏律动，老年人在锻炼时会将注意

第四章 预防跌倒：老年人应如何进行

力集中在对动作的回忆及音乐的节奏上，有助于减缓认知功能的衰退，达到良好的健脑效果。

（2）注意事项：应选择适当的环境进行锻炼，不宜到人多拥挤的地方，不宜扰民。应选择空气流通，人员较少，场地空旷的地方。

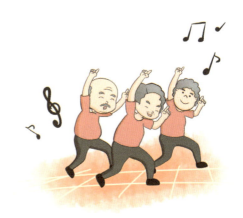

跳舞时控制好节奏，幅度不要太大，以免重心不稳，导致跌倒。另外，对于患有骨质疏松症的老年人，锻炼过程中要注意步法，以防站立不稳导致骨骼损伤。时刻保持"量力而为"，避免发生意外。

6.利用社区健身器材进行锻炼

我国大部分社区都设有社区健身点。社区健身点一般含有多种富有科学性和趣味性的健身器材，可多种器材交替使用。这类健身器材有助于发展肌肉力量、改善心肺功能、增强关节活动度及下肢协调能力和柔韧性等作用。

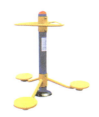 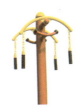 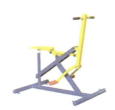 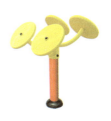

（二）室内活动

如遇天气问题，或没有合适的户外场地能够进行锻炼时，老年人也可选择在室内进行一些简单的健身操或力量训练。另外，对于一些身体功能较差或由于跌倒后损伤卧床的老年人来说，室内简单的肢体活动也是不错的选择。

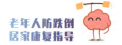

1. 拉伸和力量训练

老年人大多表现为含胸驼背，或久坐或长时间家务劳作导致腰酸背痛、颈项痛等不适症状。老年人可以适当进行柔韧性拉伸练习或肌肉力量训练，使其远离"久坐生活方式"，改善身体形态，也是预防老年人跌倒、维持其身心健康的重要途径之一。

（1）拉伸练习：下面介绍一些简单的拉伸动作。

1）两臂向上举起，高于头顶。用左手抓住右肘部，向左边施力，右手悬吊在背后，头部尽量抬起，保持一段时间，然后换另一侧。

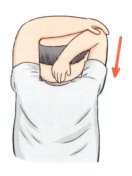

2）右臂肩关节前屈、内收，肘屈，用左手在右肘部施力，保持一段时间，然后换另一侧。

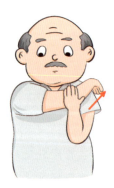

3）两手臂置于身后，左手抓住右手腕部向左侧拉伸，使之伸展，保持一段时间后，换另一侧。注意背部不要弯曲。

第四章 预防跌倒：老年人应如何进行

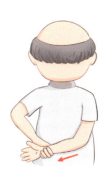

4）两手十指相扣，手心向上，两手缓慢向上举至手臂伸直，头部正直，双臂紧贴耳朵，拉伸胸、肩、上臂后侧及腹部，拉伸时保持均匀呼吸。

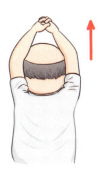

5）背部挺直坐好，右手举过头部至左侧，将头部向右侧按压，保持一段时间，然后换另一侧。

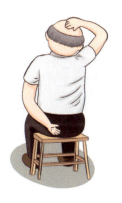

6）把手撑在与膝盖相当高度的凳子上，两脚一前一后，身体向前倾，后面的腿伸直，脚跟紧撑地面，慢慢拉伸跟腱，静止一段时间；背部和腰部不要向后仰。

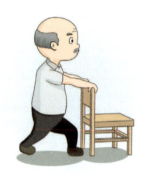

（2）力量训练：也可利用自身重力或借助弹力带、哑铃等进行抗阻力量训练。此类训练方式能够抑制骨质流失，减缓骨质疏松的进展。以下列举几项简单的力量训练方法。

1）弹力带

a. 锻炼肱二头肌：双腿踩住弹力带，双手握住弹力带的两端，上臂垂直身体，肘关节屈曲。

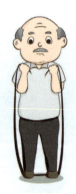

b. 弹力带蜷腹：仰卧于垫上，双脚脚弓踩紧弹力带，双手握紧弹力带，做全程蜷腹至身体与地面垂直，慢慢下落，保持腹部收紧，腰背挺直，向上呼气，向下吸气。

第四章 预防跌倒：老年人应如何进行

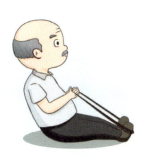

2）抗阻训练：可通过重复性的简单抗阻训练锻炼下肢肌肉力量。可以自身肢体重量为阻力，体能好的老年人也可以通过绑沙袋（踝关节负重）等增加阻力。

a. 坐位膝关节伸展。

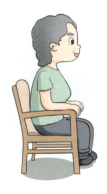 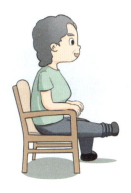

b. 立位膝关节负重屈曲。　　　　　c. 立位髋关节外展。

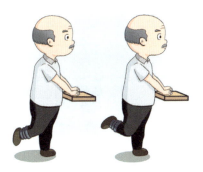 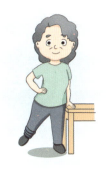

d. 有/无支撑条件下提踵（踮脚尖）。

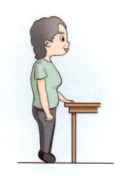 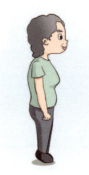

e. 有/无支撑条件下提踵（提脚尖）。

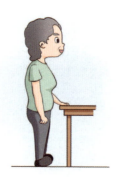 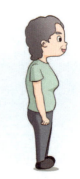

f. 有/无支撑条件下膝关节屈曲。

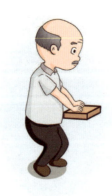 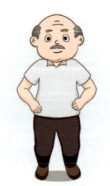

第四章 预防跌倒：老年人应如何进行

（3）平衡训练

1）静态平衡：保持一段时间稳定的姿势，左右交替。每个动作可重复1~3组。开始时借助墙壁或椅子单手支撑，每侧坚持10秒。逐渐减少手部支撑力量，直至手臂无支撑；站立时间也可逐渐过渡到每侧30秒，每个动作3组。

a. 有/无支撑条件下踵趾相接站立。

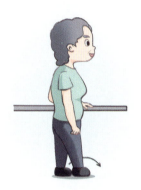 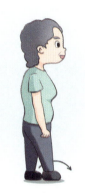

b. 有/无支撑条件下单脚站立。

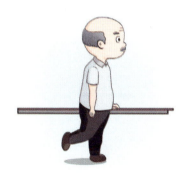 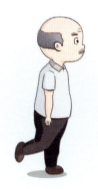

2）动态平衡：所有的动态平衡练习都是针对中高级水平的患者，训练强度缓慢递增，逐渐从有支撑过渡到无支撑。

a. 有/无支撑条件下倒退行走。

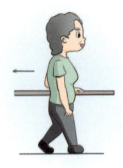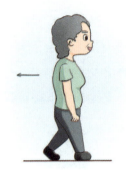

b. 有/无支撑条件下踵趾相接行走。

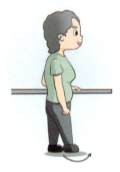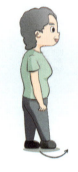

c. 行走与转圈。

d. 上下楼梯。

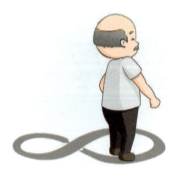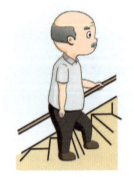

（4）本体感觉训练：可让患者在他人的保护下，在不稳定的平面上保持身体稳定。

　　a. 坐位瑞士球本体感觉训练。　　b. 立位双脚/单脚站于不稳定的平面。

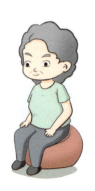
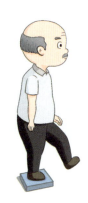

五、患有以下疾病的老年人运动时的注意事项

老年人的各方面生理功能均发生衰退性改变，且老年人大多多病共存。那么，这类老年人是否适合通过运动来降低自身跌倒风险呢？下面将介绍几种常见疾病的运动方法及注意事项。

（一）心脏病

人们常常错误地认为得了心脏病就得减少运动，以免刺激心脏，导致发病。实际上，适当的运动有助于降低心脏病发作的概率。

1. 推荐运动

（1）散步：具有增强心脏功能、降低血压，预防冠心病的效果。每次散步可持续 30 分钟左右，身体状况允许者可适当提高步行速度。

（2）太极拳：对于高血压、心脏病等都有较好的防治作用。体能较差或轻度认知功能障碍的老年人可以只练习个别动作，不必练习整个套路动作。

2. 注意事项

适当的运动锻炼对心脏病患者有积极作用，但并非所有的心脏病患

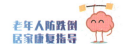

者都适合进行运动锻炼,每个人根据不同的病程及病情严重程度,其运动方案也应个体化。患有心脏病的老年人在运动锻炼前,应请医生对老年患者做全面检查,听取医生建议。

以下心脏疾病暂时不适宜进行运动锻炼:急性心肌梗死、不稳定型心绞痛、心功能不全失代偿期、不能控制的心律失常、急性心内膜炎、近6个月内发生过心脏停搏、严重的室性期前收缩(早搏)等。

(二)高血压病

老年人是高血压病的主要群体。研究证明,规律的有氧运动具有良好的降压效果,但老年高血压病患者仍不可盲目参与运动,必须采用科学合理的方法有效地改善身体功能。

1. 推荐运动

处于不同时期的高血压病患者锻炼方式、特点不一样。轻度高血压对心、脑、肾等器官还没有产生明显的影响,可适当步行、慢跑、练习太极拳、力量训练及抗阻训练等。中度高血压对内脏器官已造成一定影响的,只适合做一些步行、徒手体操等缓慢、难度简单的动作。静息状态下收缩压超过200毫米汞柱或舒张压超过110毫米汞柱的老年高血压病患者禁忌有氧运动,仅适合进行放松性运动。

2. 注意事项

高血压病患者进行户外运动时应顺应天气变化,人的血管会因低温刺激而收缩,导致血压升高,此时应该降低运动强度;且户外运动前必须进行热身运动。冬季及初春是高血压病的高发季节,所以在此时期,最好减少外出锻炼的次数或不要外出锻炼。

运动前,应先确定血压水平、评估心血管疾病的危险因素,看有无重要器官损害,是否有并存的疾病等。在正式锻炼过程中,要严格控制运动量,严重高血压(收缩压超过180毫米汞柱,舒张压超过110毫米汞柱)的老年人必须在药物治疗控制血压后进行运动训练。运动时保持均匀呼吸,切忌做鼓劲、憋气或深度低头的动作,避免颅内压突然升高,导致脑血管意外的发生。另外,运动结束后应做一些缓和放松的整理运动，不要突然停止，以防血液滞留在周围血管而导致脑组织缺血，继而出现头晕、眼花甚至晕厥等。

（三）骨质疏松

适当的运动能够保持骨量不丢失，甚至有助于提升骨密度，提高肌肉力量和平衡能力。强劲的肌肉力量同样可以保护骨骼，可降低跌倒后发生严重损伤的概率。

1. 推荐运动

（1）抗阻训练：这类运动能减少骨骼矿物质的流失，是防治骨质疏松最适宜的运动形式。

（2）柔韧性训练：能增加关节活动度。伸展运动应该在肌肉充分活动后，缓慢、温和地进行，应避开含有脊柱弯曲的牵伸动作，以免发生压缩性骨折。

2. 注意事项

骨质疏松症患者应避免做冲击性强的运动，如跳跃、跑步。这类运动会增加脊柱和下肢末端的压力，使脆弱的骨骼发生骨折。避免需要前后弯腰的动作，如仰卧起坐等。

不要选择技术难度大、力量要求大、速度快的运动。患严重骨质疏松症的患者在活动初始时应有专人看护。

六、运动过程中出现损伤要如何处理

老年人运动损伤时有发生，因此，了解运动损伤的防治措施，使运动损伤发生率降到最低，做到既强身健体，又确保安全显得非常重要。

（一）运动损伤的预防

1. 做好运动前后的准备活动和整理活动

具体内容见上文。

2. 异常气候、条件下运动损伤的预防

①活动场所或马路上有积雪或积水，不宜在户外活动，以防滑倒摔伤；②大雾天气时，空气中的水分、尘土颗粒较多，不宜进行户外锻炼；

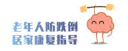

③避免在高温及阳光直射下进行运动；④空腹及饱腹均不适合运动。

3. 患慢性疾病的老年人运动损伤的预防

①患陈旧性损伤而且症状明显，或某些慢性疾病正在发作时不要进行运动，以免症状加重或发生新的损伤。若陈旧性损伤症状基本消失，功能已经恢复，可先从肌肉力量训练开始，逐渐恢复正常运动。②在开始锻炼前，最好让医生进行一次身体检查。③老年人在运动时要注意自己的感觉报警信号。这个报警信号主要是肌肉酸痛、心悸、恶心、四肢无力等。当出现这些信号时要暂停运动或运动减速。

（二）运动损伤的处理

1. 软组织急性损伤

软组织急性损伤在运动中较为常见，包括各种肌肉、韧带、肌腱的损伤，如大腿肌肉拉伤、足踝扭伤等。

运动损伤的 PRICE 处理原则：① Protection 即保护，一旦出现运动损伤，为确保损伤程度不加重，检查之前不要移动伤者，防止二次伤害的发生。② Rest 即制动，发现受伤后，马上停止活动，减轻进一步伤害。③ Ice 即冰敷，减缓局部疼痛、充血和水肿。④ Compression 即加压，采用加压包扎的方法，减少组织液或血液的流出，适用于肌肉拉伤或出血的情况。⑤ Elevation 即抬高患肢，高于心脏水平面，减缓血液循环。

2. 运动中腹痛

运动中腹痛俗称"岔气"，是指运动中或运动结束时发生的腹部疼痛，在长距离项目中较容易发生。发生运动中腹痛，首先要降低运动强度，调整呼吸与运动节奏，按压疼痛部位，一般在一段时间后腹痛会减轻或消失。若疼痛不减轻甚至加重，应立即停止运动，送医就诊。

3. 肌肉痉挛

肌肉痉挛俗称"抽筋"，是肌肉持续不自主地强直收缩。运动中最容易发生在小腿腓肠肌。原因主要是运动中过度疲劳，全身脱水失盐，身体出汗过多或寒冷刺激等。发生肌肉痉挛时，可被动牵拉痉挛的肌群，使其恢复到原来的长度，及时休息，并补充运动饮料。

（曲　冰　郑洁皎）

第二节　认知训练：您的"指挥塔"同样需要训练

老年人跌倒的预防干预多集中在运动及平衡功能训练与环境改善方面。其实认知功能也与老年人跌倒密切相关。存在认知障碍的老年人中，每年有60%~80%发生过跌倒，这个概率约是正常老年人的2倍。因此，老年人及其家属、社区专业人员也要对认知功能锻炼给予足够的重视。

一、什么是认知与认知功能障碍

（一）认知

认知的产生过程就是人体获得信息，并进行加工处理、记忆、使用的过程。整个认知过程包含了大脑对各种信息的理解、思维、判断、计算以及空间记忆等加工处理，之后储存在大脑内，支配人的行为。

（二）认知功能障碍

认知功能中的一项或多项功能受损，就会产生认知功能障碍。主要表现为反应迟钝、学习能力和解决问题的能力下降、注意力障碍、定向力障碍、记忆力受损、交往能力差、逻辑思维障碍等混合障碍。例如，认知功能障碍的老年人在熟悉的地域也能走失，而正常老年人可清楚描述一件事情发生的时间、地点及重要人物等。

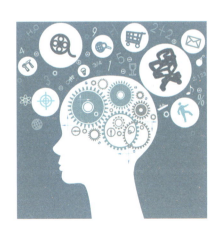

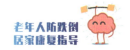

（三）哪些因素会对认知功能产生影响

在观察老年人的认知状态时，需考虑到这几个因素：①老年人受教育的程度及语言的流利程度；②有无听觉和视觉障碍；③是否有抑郁症的临床表现，近期是否遭受过精神刺激；④是否有颅脑损伤等。

二、为什么存在认知功能障碍的老年人更容易发生跌倒

随着年龄增长，老年人大脑功能都会出现一定程度的衰退，作为脑功能指标的认知功能也会产生障碍。认知功能障碍的老年人往往注意力转换困难，对身体姿势的控制力下降，行走能力变差。

人的大脑在感受到即将跌倒的信号时，会在大脑内对信号进行加工处理，之后将指令传递给运动系统，指挥骨骼、肌肉及关节做出具体的动作。对于存在认知障碍的老年人，大脑反应迟钝，不能及时地接收、处理以及传递信息，运动系统的运动能力下降。另外，注意力资源分配不均也会影响步行及姿势控制能力，导致无法对危险做出准确、快速应对。

三、老年人预防跌倒的认知训练

老年人跌倒的发生与其认知功能衰退有着紧密联系。积极地开展适合社区居家老年人跌倒预防认知训练，将有助于降低老年人跌倒的概率。

根据老年人生理特点以及环境特点，居家老年人预防跌倒的认知训练可通过个人、家庭和社区三个不同层面来实施，其主要的认知训练包括记忆训练、智力训练、注意力训练和社区介入等。

（一）记忆训练

记忆力损害是认知障碍最突出的表现。记忆力训练，可以保持原有的记忆力或延缓记忆力衰退。记忆力训练被称为脑细胞的"体操运动"。经常做这种运动，可以防止脑的老化，是健脑的良方。

简单的记忆训练包括：让老年人重复一串数字、重复一句话、看图

片后再进行回忆等。对于认知障碍老年人的记忆力训练，应该关注训练的过程，而不是训练的结果。即并不一定要让患者记住多少东西，而在于让患者参加了训练，动了脑筋。训练过程中的注意事项包括：

1. 根据老年人的实际情况选择训练难度

如果难度太高，一方面老年人无法完成，另一方面加重了老年人的精神负担，造成不良情绪反应；老年人不但会拒绝配合训练，有的甚至会产生心理阴影。

2. 针对老年人的特点选择图片类型

（1）图片类型的选择应具有针对性，如对于人物记忆有障碍的，就应该选择人物类图片进行记忆训练。

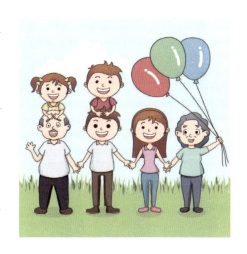

（2）根据老年人的记忆障碍程度，选择图片的类型与难度。①记忆力损害不是很严重的患者：可以选择一些风景类、动物类的图片；②记忆力受损比较严重的老年人，可以选择日常用品类的图片；③严重记忆力受损的老年人，可以利用家人的照片训练恢复对亲人相貌的记忆力。

（3）在图片选择上，建议将老年人熟悉的图片与不熟悉的图片混合在一起，这样既能保证训练效果又能保证老年人参与的积极性。

（二）智力训练

智力训练与记忆训练是紧密结合在一起的。智力训练也会促进记忆功能的改进，而记忆功能的改善也可以进一步促进老年痴呆患者智力的恢复。一般可通过观察能力、分类能力、数字与数学计算能力、视觉空间辨识能力与想象力5个方面进行锻炼。

1. 观察能力

观察是人们认识世界的重要途径。可设计一些游戏提高患者的观察能力。如大家找碴、找字、捉迷藏等。

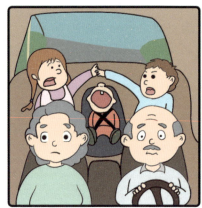
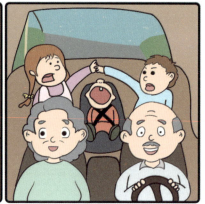

2. 分类能力

分类能力对知识经验的条理化、结构化和系统化有着重要的影响。训练认知障碍老年人的分类能力是锻炼智力的重要方法之一。可设计一些游戏提高患者对自然事物的分类能力。如水果分类、蔬菜分类、厨具分类、车子分类等。

3. 数字与数学计算能力

数字与数学计算能力主要指老年人对数字概念的理解与简单的计数运算中所具备的数学逻辑思维能力。可设计一些游戏提高患者数字与数学计算能力。如数学运算、买菜、数数等。

4. 视觉空间辨识能力

视觉空间辨识能力是人们对客观世界中物体的空间关系的反映。可设计一些游戏提高患者的视觉空间辨识能力，如拼图。

5. 想象力

想象是人们头脑中原有的表象经过加工改造和重新组合而产生新形象的过程，是一种高级复杂的认知活动。可以设计一些游戏提高患者的

第四章　预防跌倒：老年人应如何进行

想象力。如猜字、七巧板拼图等。

（三）注意力训练

注意力是指在特定时间内关注某种特定信息的能力。由于精神集中，人们才能清晰地认识特定的对象，避开不相干的事物。老年人的认知注意力下降，将造成其对危险信号忽略或"视而不见"。社区老年人可通过以下几种简单的方法来进行认知注意力的锻炼。

1. 划消训练法

划消训练法是锻炼老年人的认知注意力警觉和注意力维持能力。包括：①视觉注意，划掉看到的指定字母；②听觉注意，辨认听到的指定字母。

2. "舒尔特表"训练法

舒尔特表是全世界最简单、最有效也是最科学的注意力训练方法。在规定时间内按顺序从小到大点击数字，所用时间越短，注意力水平越高。

在一张有 25 个小方格的表中，将 1~25 的数字打乱顺序填写在里面。训练时，要求被测者用手指按 1~25 的顺序依次指出其位置，同时诵读出声，施测者一旁记录所用时间。数完 25 个数字所用时间越短，注意力水平越高。

11	20	5	14	9
16	23	7	17	19
10	4	15	12	3
22	1	25	18	21
8	24	6	13	2

3. 双重任务训练法

双重任务训练法指同时让老年人完成动作任务和认知任务，来锻炼认知注意力分配能力。例如，在进行运动锻炼过程中，让老年人进行一些简单的数学运算（如 100-7=？）。

（四）社区介入

在预防老年人跌倒方面，社区的介入也是一项十分必要的措施，其主要活动内容包括：

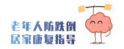

1. 健康教育

社区健康教育就是通过对相关人群的教育、培训提高预防跌倒的知识和技能。

2. 文娱活动

社区开展丰富的文娱活动,多动员老年人积极参与,延长老年人的活动时间及提高老年人活动积极性。

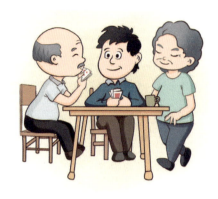

(郑洁皎　翟超娣)

第三节　环境改造:小心日常生活环境中的障碍与"陷阱"

随着我国老年人口比例急速上升,人口老龄化逐渐严峻。而目前老年人居住的环境缺少适老化设计,无法满足老年人生理及心理两方面的特殊居住需求。

提高老年人生活环境的安全舒适程度是减少老年人跌倒的有效方法之一。因此,有必要对老年人的生活环境进行改造。

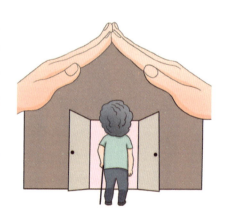

一、居家环境改造的基本概念

(一)环境

环境围绕着人类的生存空间,是可以直接或间接影响人类生存和发展的各种自然因素和社会因素的总体。

第四章　预防跌倒：老年人应如何进行

（二）无障碍环境

无障碍环境是指让老年人能够进去、可以接近、可以获得、易到达的环境。

（三）环境改造

环境改造是通过对环境的适当调整，使环境能够适应老年人的生活需求。

老年人不同于残疾人，其所面临的不是单独的某项身体功能缺失，而是整个身体功能衰退。环境改造的目的为：①更好地为老年人的日常生活提供便利；②提高老年人的自理能力和生存质量；③提高老年人的环境适应能力；④增强老年人的信心；⑤加强对老年人的安全保护，防止意外伤害的发生。

二、老年人居家环境改造与老年人跌倒预防的关系

老年人的生活是否安全，与他的生活方式和生活环境密切相关。研究表明，65岁以上的老年人，51%的跌倒与环境因素有关，最常见的是被物品绊倒、下楼梯摔倒或因室内地板湿滑而跌倒。

（一）家庭环境

改造居家环境，消除危险因素，对预防老年人跌倒至关重要。灯光昏暗；浴室及洗手间地面积水、湿滑或缺乏扶手；松软的地毯；家具摆放不当并更换频繁；物品杂乱放置；座椅不稳，没有扶手或无靠背；门槛太高；厕所内马桶较低而致蹲下起身不便等因素都会导致老年人跌倒。

因此，为防止老年人因活动、姿势变化及倚靠等行为导致的跌倒，方便跌倒损伤后的老年人进行基本生活，应该对老年人的生活环境进行适当的改造。

（二）社区环境

社区环境设置要充分考虑老年人的生理特点，本着便捷、舒适、安全的原则，尽量使安全最大化。老年人退休以后，大多数时间都在家里

和社区活动。社区环境，如楼梯过陡或台阶过高、不平整，周围没有安全扶手或扶手安装不当；楼梯太滑；过道上有障碍物；户外地面不平整或积水；生活区内路灯灯光太弱等都会增加老年人的跌倒风险。

老龄化程度高的小区反而适老化程度低，使老年人出行困难。主要体现在：①活动场地杂乱，公共活动空间被占用；②空间规划局促，道路狭窄；③公共设施不合理。

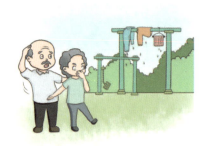
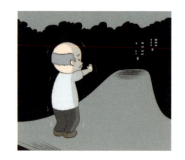

（三）社区卫生服务中心

老年人在医院跌倒也很常见。这可能与家人看护不细心，患者情绪失常，医院环境有缺陷等有关。

三、具体改造措施

老年人居住环境的建筑及设施改造应适应我国的养老需求，在保证安全性高、方便老年人居住的前

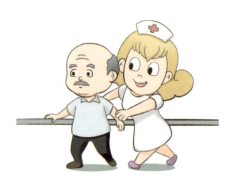

提下，还要体现对老年人健康状况和自理能力的适应性。在居家日常生活中，确保老年人在活动频繁的区域能够安全、自由地行动，对预防老年人跌倒具有重要意义。

（一）对老年人居家及社区环境进行改造需要遵循哪些原则

1.尊重老年人特殊的生理及心理特点

老年人随着年龄的增长，身体各部分器官及其功能（视力、听力、

第四章 预防跌倒：老年人应如何进行

智力、体能等）逐步衰退。因此，针对老年人的环境改造要充分考虑老年人的生理特点，例如在老年人经常活动的区域设置座椅；保持光线明亮；社区多设置提醒方位的指示牌；保持足够轮椅通过的无障碍空间等。

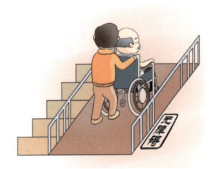

2. 尊重老年人的生活习惯

对环境的改造也要重视老年人的生活习惯，如尊重老年人的宗教信仰、民族风俗等。另外，除严重影响老年人的活动外，尽量不要对台阶高度、扶手高度等设施进行改动，以防老年人不适应高度变化，导致姿势失衡，反而容易引起跌倒。

（二）住宅改造

住宅是老年人日常生活、活动的主要场所，因此，对老年人进行安全防护，保证老年人能够无障碍地自由活动是非常重要的。

1. 房间的布局

房间的布局以方便老年人日常活动为主，住宅内的走廊、过道、出入口、厨房及厕所等应尽量确保能够通过助行器或轮椅，过道及家具之间的空间宽度最好在80厘米以上。

老年人在家里跌倒，大部分是由住宅内垂直型的高度差引起的，如台阶、门槛等。因此，应该尽量减少垂直型落差设计，防止老年人因被绊倒或踩空而摔倒，必要时可设置斜坡或采用小坡度的台阶。

2. 设置扶手

老年人在室内活动时要注意保持姿势的稳定，尤其是在门口换鞋、厕所及浴缸内突然站起以及上下台阶时。在这些区域内安装扶手，能够帮助老年人更好地活动。

3. 空间面积

厕所和卧室也是老年人日常生活中不可或缺的场所。因此，这些场

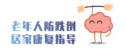

所的面积应足够大，以方便老年人活动及转身，并且为日后的护理照顾预留空间。

4. 地面设计

住宅地面应保持平整，装修应该采用防滑（地板不要打蜡）、防划痕（方便使用轮椅）的材料。另外，存在垂直高度差的位置应使用鲜艳的颜色加以区分，以避免踩空跌倒。

5. 门窗

应使用开闭方便的门窗，并且把手应该放置在能够触及的高度，选择方便抓握的形状；要确保浴室、厕所及卧室的门窗能够从外部打开，避免老年人在密闭空间跌倒后无法施救。

6. 其他设施

在家里设置一些简易的设备，能够提升老年人的生活舒适程度。建议设置能够从厕所、浴室向外界呼救的紧急报警装置，电器的开关和插座的位置设置在合适的高度，避免地面上散乱的电线（容易绊倒），通往厕所的过道安装脚灯，在床头及门口各设置一个卧室灯开关等。

7. 物品的收纳

老年人经常使用的物品不要放在过高或过低的位置，要放在方便拿取的位置，以避免老年人在高处摔倒，减少老年人弯腰的次数。物品应整齐摆放，不宜堆放在老年人的活动区域。凳椅要有扶手与椅背，以协助老年人起身。家具边缘要加装防护垫，防止老年人碰撞到突出硬角或尖锐边缘。

（三）公共区域的具体改造措施

1. 公用楼梯

为了保证老年人上下楼梯安全，应该对楼梯进行合理设计。台阶的边缘不宜突起过高；楼梯设置扶手；设置声控灯，保持楼道内足够的亮度；楼梯表面要采用容易分辨的颜色，防止踩空。

第四章 预防跌倒：老年人应如何进行

2. 公用走廊

确保有效宽度，在走廊两端留有 1.5 平方米足够轮椅回转的面积；地面采用防滑材料；设置步行辅助扶手；保持亮度；灭火器等公用物品应放置在不阻碍轮椅及其他助行器行动的位置。

3. 电梯

电梯间应保持足够的空间，建议长度可容纳担架；按键设置在可以让轮椅乘坐者触摸到的位置。电梯内两侧安装扶手，地面防滑。等候电梯处及电梯内部可设置座椅，以供长时间站立的老年人休息。电梯内应配置电话，有条件的可设置监控系统，以防止老年人在密闭空间内发生意外。

4. 建筑物出入口

楼道的出入口应保持足够的宽度；防滑、防绊倒；保持亮度；门口台阶旁设置方便轮椅活动的斜坡，斜坡及台阶旁设置扶手。出入口可设置遮雨棚，雨棚的长度最好超出台阶 0.5 米以上，以防雨雪天地面湿滑引起跌倒。

5. 公共卫生间

公共卫生间内应至少有一个专门为轮椅使用者设置的蹲位，坐便器的高度不宜低于 0.4 米，坐便器两侧应安装扶手。

（四）社区内的具体改造措施

老年人作为对社区环境使用最多、最频繁的群体，应该重视他们对生活环境设计的需求。

1. 整体环境

老年人居住的小区应保持环境干燥、排水通畅，场地不宜有较多、较大的垂直高度差。出入口、道路及室外活动场地的设计应符合老年人的生理特点，便于老年人行动。

2. 道路交通

老年人大多患有认知功能障碍，因此，对道路的指示应该简洁明了。

道路两旁设置夜间照明设施，并且在台阶处设置扶手。建议为老年人建设专门的无障碍通道，坡度不宜过大，步行道路应选用平整、防滑的材料（如塑胶跑道类）。

3. 场地设施

社区应为老年人提供适当规模的绿地及休闲场地，并设置座椅、健身器材等，方便老年人休息、娱乐。老年人住宅小区内应设置可供轮椅使用者专用的停车车位，并且将车位设置在离停车场出入口最近的位置上，与人行道相连，便于轮椅通行。

4. 室外台阶、坡道

户外存在高度差的位置，建议多设置坡道，减少台阶类设计。如若设置台阶，则台阶的深度建议大于0.3米，台阶高度建议小于0.15米，台阶的有效宽度建议大于0.9米，并且在台阶的两侧设置连续的扶手，并且在转换处应设置明显的标识。

5. 社区物业管理

社区物业管理人员应及时查看小区内的危险因素情况，如雨雪天气后及时清扫道路，防止路面湿滑；及时修整崩坏的小路，防止凹凸不平的路面绊倒老年人；及时更换坏掉的路灯，保持夜晚明亮的照明；清理路障，保持路面通畅等。

（张　杰　李聪聪）

第四节　营养补充与药物管理：更多不一定更好

代谢、消化功能减退，牙齿松动脱落，胃肠道蠕动降低，胃酸分泌减少等退行性改变影响了老年人对营养物质的吸收。不合理的饮食结构往往导致老年人营养摄入不良。因此，合理的膳食结构对延缓衰老进程、增强老年人体质有着十分重要的意义。

第四章 预防跌倒：老年人应如何进行

一、合理膳食

（一）什么是合理膳食

1. 饮食平衡

平衡的膳食结构具体是指：粮食类，即主食，约占40%；富含蛋白质类，如瘦肉、鱼、禽、蛋等，约占20%；蔬菜水果类，约占30%；烹调油类，调味品，约占10%。上述四类食物应兼顾，每餐适量、适度摄入。

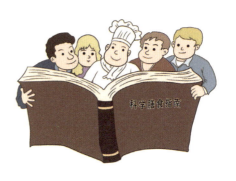

2. 合理安排进食时间

进食时间应当根据个体消化系统功能和规律合理安排。一般食物在胃内停留3~5个小时，因此每日三餐较为适宜。每日三餐的比例为：早餐占全日量的30%左右，午餐占40%左右，晚餐占30%左右。

3. 注意合理烹饪食物

平时在烹饪食物时，要注意不必要的营养损失。建议使用冷水淘米，且次数不要太多，防止破坏米粒表面营养素；烟熏、油炸食品易致癌，应少吃；蔬菜要先洗后切，不要浸泡时间过长，否则会破坏维生素；炒菜要急火快炒，减少维生素的损失。

（二）2016年中国居民膳食指南

2016年5月13日，国家卫计委发布了《中国居民膳食指南（2016）》，提出6条核心推荐："食物多样，谷类为主；吃动平衡，健康体重；多吃蔬果、奶类、大豆；适量吃鱼、禽、蛋、瘦肉；少盐少油，控糖限酒；杜绝浪费，兴新食尚。"

（三）老年人如何做到合理膳食

老年人由于衰老而影响对营养物质的吸收，而《中国居民膳食指南（2016）》提出的6条建议，是针对一般人群的。因此，针对老年人的

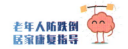

生理特点，在一般人群 6 条膳食指导的基础上，附加 5 条。分别是少食、多餐、细软，预防营养缺乏；营养补充剂；注意饮水，注意牙齿健康；开展户外活动，预防肌肉萎缩；摄入充足食物，鼓励陪伴进餐。

1. 少食、多餐、细软，预防营养缺乏

预防老年人营养缺乏，主要是针对钙、维生素 D、维生素 A 等营养物质。老年人每天应该吃至少 12 种以上的食物。用餐时间建议相对固定。睡前 1 小时不建议进食，避免影响睡眠。老年人建议多吃细软食物，如把食物切小切碎、烹调时间延长，把肉做成肉泥、肉丸等，在烹调方法上建议多采用蒸、煮、炖、烩、焖。对于坚果类、杂粮类等比较难消化的食物，可以加工成粉末状或细小颗粒状，如芝麻粉、核桃粉、玉米粉等。

2. 营养补充剂

营养补充剂要根据老年人的营养状况来选择。现在生活水平提高了，老年人和子女都舍得在身体保健上投入大量的时间和金钱。然而在经销商的鼓动下，购入大量营养补充剂，往往都是冲动式消费，很少考虑是不是适合自己。所以，老年人营养剂的补充要适合、适量，并不是吃得越多越好。

3. 注意饮水，注意牙齿健康

老年人要特别注重口腔和牙齿健康。牙齿好了，就能吃得进食物。老年人进食要细嚼慢咽，让食物跟消化液充分混合，促进消化和吸收。另外，水的摄入也很重要。起床后喝一杯温开水，睡前喝一杯水，形成主动定时饮水的习惯，而不是等到口渴的时候再喝水。

4. 开展户外运动，预防肌肉萎缩

吃动结合是延缓肌肉衰减的有效办法。老年人应经常运动、保持健康体重。做到食不过量，控制总能量摄入，保持能量平衡。关于体重，原来"千金难买老来瘦"的观点要纠正一下。体重指数低的老年人死亡率和营养不良风险增加，生活质量下降。因此体重过低、过高都会增加健康风险。

第四章　预防跌倒：老年人应如何进行

5. 摄入充足食物，鼓励陪伴进餐

现在空巢老年人数量增多，大部分都是自己吃饭，有的甚至就不吃了。因此，建议经常跟老年人在一起就餐，关心、关爱老年人的饮食健康。

（四）维生素 D 的补充

1. 维生素 D 的作用

维生素 D 有多种形式，以维生素 D_3 最为重要。维生素 D_3 有两个来源：一是由日光中紫外线照射皮肤转化而成；二是通过食物摄入获得。食物中的维生素 D_3 主要存在于肝、乳制品及蛋黄中。

维生素 D 是调节钙、磷及骨代谢平衡的重要物质。维生素 D 不足或缺乏，易导致骨质疏松。除此之外，维生素 D 缺乏可影响肌肉功能，导致肌力、平衡能力下降，使老年人骨折的风险增加。

2. 合理摄入维生素 D 对预防老年人跌倒的促进作用

补充维生素 D 能够改善肌肉功能、减少跌倒及骨折的发生。肌肉组织中的受体被激活后，可促进肌肉中蛋白质的合成，增加肌肉力量，降低跌倒风险。另外，合理摄入维生素 D 可以预防老年骨质疏松症，降低由跌倒带来的损伤风险。

二、药物管理

老年人由于机体功能减弱，常多病共存，且同时服用多种药物。抗抑郁药和抗精神病药等易增加老年人的跌倒风险。这些药物通过影响老年人的姿势控制能力来诱发跌倒。

（一）引起老年人跌倒的药物类型

可能引起老年人跌倒的药物主要分为六类：中枢神经系统药物，心血管系统药物，消化系统药物，泌尿生殖系统药物，降糖药，糖皮质激素及其相关药物等。这些药物对跌倒的影响作用见表 4-1。

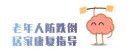

表4-1 药物增加跌倒风险的原因

药物	增加跌倒风险的原因
缓泻药	增加患者上厕所的频率
阿片类止痛药	降低警觉性、影响认知功能、镇静作用、肌肉松弛、眩晕
降压药	低血压、直立性低血压、减少脑部血流灌注、肌肉无力、眩晕
镇静安眠药	嗜睡、眩晕、精神错乱、认知受损、运动失调、延缓反应时间
降血糖药	低血糖症状、眩晕
利尿药	增加患者如厕的频率、低血压、电解质紊乱
抗抑郁药	锥体外系症候群、运动不能、直立性低血压、镇静、延缓反应时间
抗癫痫药	镇静作用、嗜睡、眩晕、运动失调
抗胆碱药	直立性低血压、散瞳、镇静、嗜睡、神志不清、精神错乱、幻觉
麻醉药	镇静作用、肌肉松弛、血压降低、可逆性的意识丧失
抗组胺药	可能影响情绪、速度、注意力、警觉、活动力等

（二）药物服用对老年人跌倒有什么影响

目前我国大部分老年人同时服用多种药物，大量不同种类药物之间会产生相互作用。老年人肝肾功能减退，药物在体内代谢和排泄时间延长，尤其当药物使用剂量不当时，潜在副作用就更大，对人的神志、精神、视觉、步态、平衡等方面产生负面影响，增加了原本就反应迟缓的老年人的跌倒风险。

（三）如何防范药物引起的老年人跌倒

我国老年人服药随意性较大，经常同时服用多种药物（包括中药和保健品）以期达到预防保健、强身健体的目的。所以，如何防范由药物导致的跌倒不仅仅需要医务工作者讲解、提示，也需要患者积极参与、沟通和配合。

1. 医务工作者

医务工作者要定期对老年人的所有用药进行处方审核，考虑停用不必要的药物和减量重复的药物。若需使用易致跌倒的药物（尤其是第一次使用），应及时与老年人及其家属沟通，并密切关注药物的副作用及

第四章 预防跌倒：老年人应如何进行

与其他药物的相互作用，提高用药安全。

2. 老年人自身

就老年人自身而言，应做到以下几点：①谨遵医嘱，不可盲目用药或停药；②可用可不用时，尽量不用；③可能引起跌倒的药物应当按照医嘱减量或停用。

老年人到医院就诊或到药店购药时，需告知医生、药师正在服用哪些药物，避免重复拿药，更要避免同时服用多种易导致跌倒的药物。对于有可能引起头晕、直立性低血压等易致跌倒的药物，应注意用药后的反应，在发挥药效时尽量不要外出；如果用药后出现晕眩，可先休息一下，别急于行走，更不要上下楼梯。

（朱 婷 施 畅）

第五节 健康教育：做自己的"健康管家"

随着社会经济的发展，社区老龄人口比例逐渐增加。为了提高老年人对健康与预防跌倒的重视程度，社区街道、社区卫生服务中心、街道社会组织服务中心、街道老龄办等机构，应积极组织并开展社区老年人防跌倒健康教育安全干预宣传活动。一般情况下，健康教育是保证老年人跌倒预防措施能够顺利实施的重要前提。

一、为什么要进行健康教育

老年人极易发生跌倒事件，开展健康教育能够让老年人早早了解跌倒的危险因素，提高自身警惕性，并开展针对性的预防干预。

由于老年人受教育的程度不一，而文化教育和传统的观念在很大程度上决定了老年人及其家属对跌倒的态度。而健康教育的目的就是提高人们对跌倒的重视程度，提高对跌倒预防工作的积极性。

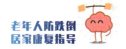

二、健康教育所面临的群体

（一）老年人自身

首先必须要树立预防自身跌倒的意识。老年人自身一定要接受相关的跌倒预防教育，学习老年人跌倒预防及疾病预防的相关知识，了解跌倒是可以预防的。

（二）老年人家属及陪护人员

无论是正式的还是非正式的医护人员，都需要进行预防跌倒的健康教育。应对各层次人员进行专业培训，确保社区卫生服务中心的医护人员掌握预防跌倒及干预措施的最新进展。

（三）青年人

很多易导致跌倒的慢性疾病从早期就开始显现了，因此，从青年时期就应该提高跌倒预防的身体储备，可能会降低老年期的跌倒风险。如果从年轻的时候就保持良好的运动习惯，那么等到老年的时候有可能仍保持着良好的身体状态（肌肉力量、关节活动度等），这将有助于保持良好的平衡功能。

（四）社区

物理环境结构能够对老年人跌倒产生影响。对社区服务人员进行跌倒教育培训，能够使社区人员有效地辨别环境中的危险因素，并将其移除，降低老年人的跌倒风险。

三、如何进行老年人跌倒预防的健康教育

从社区层面来讲，应该努力为老年人创造一个安全、便捷的社区生活环境，降低社区老年人伤害事故的发生率。可具体通过以下几种方法来开展。

（一）发放国家相关政策、法规等内容的宣传手册

充分利用社区各种宣传途径，对老年人广泛开展预防跌倒健康安全教育知识宣传，向老年人发放跌倒预防的相关宣传资料，提高老年人的

第四章 预防跌倒：老年人应如何进行

预防跌倒意识。

（二）设置宣传栏

设立固定栏目，将预防跌倒健康教育宣传展板张贴在社区宣传橱窗的醒目位置。将老年人预防跌倒健康教育安全宣传与文娱体育活动相结合，组织各类兴趣活动，如拳操队等，让老年人能享受社区安全健康的氛围，以便充分调动老年人参加社区活动的积极性。

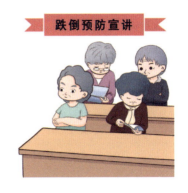

（三）举办相关知识讲座

加大老年人预防伤害的安全宣传和培训力度，定期开展预防跌倒相关健康知识的宣传讲座。使老年人掌握自己有哪些跌倒的危险因素，向他们讲授跌倒造成的不良后果以及相关预防措施，熟悉发生跌倒后的自救与求救知识，消除跌倒恐惧症。

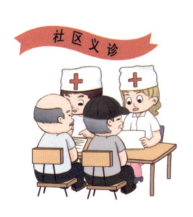

（四）开展咨询服务

通过社区卫生服务中心，对社区老年人进行身体检查，筛选出重点防范的老年人，对其进行重点干预，从源头上进行跌倒预防。为行动不便的老年人提供上门医疗咨询服务，减少老年人因外出看病发生的跌倒伤害。

在社区内开展健康咨询服务，指导老年人健康规范用药，正确认识疾病，倡导健康生活方式，引导老年人加强自我保健，提高社区居民的防跌倒健康意识，普及跌倒预防健康知识。

（夏　汶　周媚媚）

第六节 其他干预方法

一、预防直立性低血压引起的跌倒

直立性低血压是指由于体位改变（如从平卧突然站起）而发生的低血压，表现为全身乏力、头昏、视物模糊、晕厥等脑缺血症状。一般老年人从站立起3分钟内，收缩压与卧位时相比下降20毫米汞柱或舒张压下降10毫米汞柱，即为直立性低血压。直立性低血压是老年人晕厥跌倒的重要危险因素，因此老年人跌倒的评估和干预也应该考虑直立性低血压的因素。

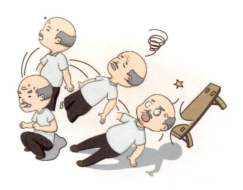

（一）老年人为什么会出现直立性低血压

1. 神经功能紊乱

随着年龄的增长，老年人的小动脉血管收缩功能失调。

2. 血容量不足

随着年龄的增长，当发生体位变化时，血液由于重力依然滞留在低位，导致心排出量减少，脑供血不足，从而引发低血压。

3. 药物影响

老年人服用血管扩张药、降压药及利尿药等，可能会减少静脉血液的回流，从而直接导致心排出血量不足，引发直立性低血压。

第四章 预防跌倒：老年人应如何进行

4. 长期卧床

老年患者长期卧床很容易造成下肢肌肉松弛，导致患者体位改变时不能及时收缩肌肉以增加回心血量，发生直立性低血压。

（二）如何预防直立性低血压导致的跌倒

1. 保持良好的体位转移方式

①从仰卧位起立时，做到缓慢改变体位的三步法，做到"3个30秒"，即在醒后30秒再起床，坐起后30秒再站起，站立后30秒再行走。②高龄老年人变换体位时，旁边一定要有照护者看护，防止发生跌倒。

2. 选择合适的卧位

老年人睡眠时可抬高床头15°~20°。

3. 运动锻炼

协助老年人在床上进行双下肢锻炼，以增强下肢肌肉的收缩强度和肌肉耐力，使下肢肌肉泵维持正常的功能。

4. 减少下肢静脉淤积

使用弹力袜、裤能减少直立时静脉血在下肢的淤积，促进静脉回流，增加脑部血供。在下床前5分钟穿上，睡觉时取下。但腿部及足部存在溃疡、出血、感染、感觉迟钝或坏疽者，以及对弹力袜材料过敏和患有动脉硬化或动脉缺血性疾病者不适合穿弹力袜。

5. 做好服药健康指导

护理人员应指导老年人做好服药健康。

6. 做好老年人的排便护理

老年人常因便秘导致蹲位或坐位时间过长，突然站立而发生直立性低血压，更严重者可诱发心功能不全、脑梗死、脑出血等疾病。老年人应注意：①多食粗纤维食物；②采用坐厕或坐式便器；③避免用力大便；④培养良好的排便习惯。

7. 其他

避免直接日晒、使用电热毯等。

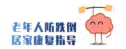

（三）一旦发生直立性低血压要如何处理

症状轻的老年人应该立即采取就地坐位或卧位休息，并测量血压；严重者应在卧位垫高足部，松解衣领，并给予低流量吸氧。如果治疗效果不佳时，可选择药物治疗。

二、预防视力因素引起的跌倒

视力障碍是跌倒的重要危险因素。老年人常伴有白内障、青光眼、视网膜剥离等眼科疾病，由于眼睛看不清楚会使老年人对环境不适应，当住宅内环境光线过暗、物品摆放不合理时极易发生危险。以下几点可以预防老年人由视力因素引起的跌倒。

1. 安全宣教

在社区内启动防范低视力老年人跌倒的教育及指示活动。

2. 合理布局和良好设施

居家内合理的布局和设施是预防老年性低视力跌倒的"硬件"。

3. 技能训练

低视力老年人的技能训练包括助视器训练、日常生活技能训练、残余视觉明暗训练、定向行走训练等。

4. 做好心理护理

老年人及其家属了解视力减退的程度及注意事项，做好心理防护，避免让老年人失去信心。

5. 眼镜的选择

进入老年，视觉功能下降，最好定期做眼科检查，选择合适的眼镜。建议老年人步行时尤其是走楼梯时，不要戴多焦镜片。有的老年人既有花眼又有近视，可以准备两副眼镜，一副用于阅读，另一副用于走路。

6. 及时做眼睛手术

有白内障手术适应证的老年人，手术应尽快进行，以降低跌倒风险。

第四章　预防跌倒：老年人应如何进行

三、其他

除此之外，辅助器具使用不当及鞋子选择不当也会引起跌倒。老年人建议步行时穿低跟、轻便、鞋底与地面摩擦力大且具有较大地面接触面积的鞋来降低跌倒风险。

（曲　冰　罗媛媛）

第五章　应急策略：老年人一旦发生跌倒应该如何处理

第一节　应急处理

当发现老年人跌倒时，应快速识别是否危及生命，判断老年人（尤其是对不能确定的创伤和心肌梗死跌倒的老年人）是不是有意识，有没有呼吸和脉搏，尽量不要移动老年人身体。

一、老年人跌倒后如何处理

老年人跌倒后的处理方法参见2011年卫生部发布的《老年人跌倒干预技术指南》。

（一）对于跌倒后意识清楚者

（1）询问老年人跌倒时情况，对跌倒过程是否有记忆。如不能记起如何发生的跌倒，可能为脑血管意外、晕厥或认知功能障碍，应立即拨打急救电话或护送老年人到医院诊治。

（2）询问是否有剧烈头痛，或观察是否存在口角歪斜、言语不利、手脚无力等情况，如有则提示可能为脑卒中，应让老年人平卧休息，不要立刻扶起，以避免加重脑出血或脑缺血，并立即拨打急救电话。

（3）有外伤、出血，立即止血、包扎并护送老年人到医院进一步检查、处理。

（4）查看有无肢体疼痛、畸形、关节异常、肢体位置异常等骨折症状，

第五章 应急策略：老年人一旦发生跌倒应该如何处理

若存在以上症状之一，如无相关专业知识，不要随意搬动患者，以免加重病情，应立即拨打急救电话。

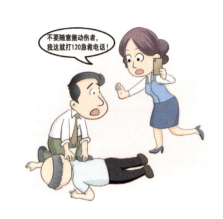

（5）查询有无腰、背部疼痛，有无双腿活动或感觉异常及大小便失禁等症状，若有则可能存在脊髓损伤，此时不要随意搬动老年人，以免加重病情，应立即拨打急救电话。

（6）发生跌倒均应在照护者的陪同下到医院诊治，查找跌倒的危险因素，评估跌倒风险，制订预防措施及方案。

（二）对于跌倒后意识不清者

（1）老年人出现昏迷，立即拨打急救电话，同时找社区医生前来帮忙。在等待救护车的时间内，照护者可将老年人在原地缓缓放平至仰卧位，但千万不可搬动，更不能抱住老年人又摇又喊。

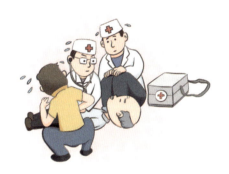

（2）有外伤、出血，应立即止血、包扎。有抽搐，必要时可在齿间垫硬物，防止舌咬伤。

（3）老年人短时间内出现突然、快速的意识丧失，大动脉搏动消失，没有自主呼吸，即判定为呼吸、心搏骤停。应立即进行胸外心脏按压、口对口人工呼吸等急救措施。

（4）有呕吐时，将头偏向一侧，并清理口、鼻腔呕吐物，保证呼吸道通畅。

（5）跌倒的老年人如果需要搬动，转送前要先进行初步急救处理，待病情稍稳定后再搬动。

二、跌倒后如何求救

老年人跌倒后不能单独处理时,应立即向旁人求助。照护者应保持冷静,安抚老年人,使老年人心理放松。

(一)求助家人

老年人自身或照护者应注意保留老年人家属的联系方式,并放在固定位置,以备紧急状态下能及时找到。

(二)求助"120"救护中心

老年人病情危急,照护者可直接拨打急救电话,向救护人员说明老年人的情况、居住地址等,在家一边做好一般的应急处理,一边等待救护人员的到达。老年人住宅内可以安装危险报警装置,以防老年人独自在家时发生危险无人发现,从而错过了最佳急救时期。

(三)求助邻居、社区工作人员或志愿者

除上述求助途径外,老年人或照护者平时应留意建立与邻居、社区医护人员、社区工作人员及相关志愿者的联系,以备在应急状态下求助。

(刘玉娟)

第二节 如何处理跌倒后损伤

一、如果有外部创口应该如何处理

(一)清创及消毒

认真清洗创口,以免发生感染。伤口内如有异物,最好去医院清创,以免把细菌带入伤口或增加出血。

(二)止血

根据血管破裂的部位,采取不同的方法止血。

第五章 应急策略：老年人一旦发生跌倒应该如何处理

1. 毛细血管

毛细血管遍布全身。当皮肤擦破时，血一般是从皮肤内渗出来的，此时只需清洗、消毒包扎即可止血。

2. 静脉

静脉破裂后，血一般是从皮肤内流出来的，可压迫出血部位帮助止血，必要时消毒纱布包扎止血。

3. 动脉

动脉一旦破裂，血呈喷射状喷出来，必须在伤口的近端加压包扎，并紧急送医院治疗。

二、如果怀疑发生骨折应该如何处理

骨折或疑似骨折时，要避免移动伤者或伤肢，应固定并承托受伤部位（有出血者要先止血后固定）。在运送过程中避免搬运不当、颠簸，以免发生断骨刺伤血管、神经，加重病情。发生骨折后，应立即进行家庭急救，然后送往医院。

骨折的家庭急救方法主要包含以下几个方面。

（一）止血和包扎伤口

骨折不宜使用外用药物或未经消毒的水冲洗。妥当的处理是把伤口周围消毒后，用无菌纱布覆盖，加压包扎止血。没有大血管损伤时，不要使用止血绷带。

（二）固定

任何骨折都要给予临时性固定，目的是不让骨折部位活动，以免加重损伤。骨折固定要注意：固定范围一定要超过受伤部位上、下关节；临时固定时宜添加坚硬不易弯曲的支撑物，如木棍、木板、树枝、雨伞等。固定的注意事项如下：

（1）若有开放性伤口和出血，应先止血，再包扎伤口，然后固定。

（2）现场临时固定的作用只是制动，如果不是专业人员不要求骨

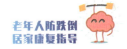

折复位。

（3）固定前尽量不移动伤员和伤肢，以免增加痛苦和加重损伤。

（4）骨突出部位要用棉垫、毛巾或衣服等物品加垫保护，以防局部受压。

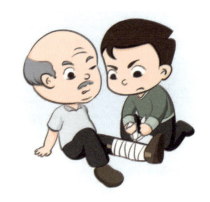

（5）包扎固定应松紧适宜，肢端（手指、足趾）要暴露在外面，以便观察末梢血液循环情况。

（6）经过临时固定后，要尽快转送到附近医院进行正规治疗。

三、疑似颈椎损伤要如何进行应急处理

跌倒时颈椎脱位及骨折，严重时可伴有脊髓损伤、四肢瘫痪，必须在第一时间通知急救中心速来抢救。现场急救时，应让伤者就地平躺或将伤员放置于硬质木板上，颈部两侧放置沙袋，使颈椎处于稳定状态，保持颈椎与胸椎轴线一致。头部切勿伸、屈或旋转。

（一）病情评估

1. 现场评估

照护者要确保周围环境安全。对周围环境的评估往往会提示可能的受伤原因和伤情轻重。

2. 意识评估

对疑似颈椎损伤的患者，要在受伤第一时间固定颈椎，尽可能避免检查或搬运途中的二次损伤。如果患者意识清楚并能够表达病情，则应根据患者主诉及现场致伤情况判断是否需要颈托固定颈椎；如果患者意识不清楚，出于安全考虑则应常规给予颈托固定颈椎。

3. 呼吸评估

呼吸评估包括观察呼吸频率、节律和自主呼吸情况。

第五章 应急策略：老年人一旦发生跌倒应该如何处理

（二）固定颈椎

注意在固定与搬运过程中要始终确保伤者头、颈、躯干、骨盆都稳定在同一直线上。在徒手固定头部的基础上，使用颈托、脊柱板、头部固定器或上肢与头部约束带等，然后进行搬运。

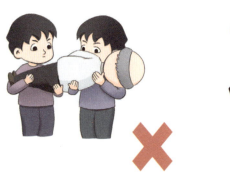 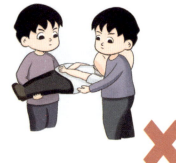

四、颅脑创伤应该如何进行应急处理

老年人跌倒时若碰到头部，应立即拨打急救电话。轻者造成脑震荡，一般无颅骨骨折，有轻度头痛、头晕，昏迷时间也不超过 30 分钟。重者颅骨骨折可致脑出血、昏迷不醒。对颅脑创伤者要分秒必争，在通知急救中心前来救治的过程中要让伤者安静平躺，保持呼吸道通畅。

（一）头皮伤

头皮血管丰富，故损伤时出血量较多而且时间较长。为了防止出血加重，防止异物进入伤口，现场处理措施有：①对伤口直接压迫止血；②若无颈椎损伤，可抬高头部减少出血；③尽快转送医院。

（二）颅骨伤

跌倒后如果见到双眼眶皮下出血（熊猫眼）、鼻出血、外耳道出血，可怀疑有颅底骨折。

如果伤口边缘有大出血点，用干净纱布压迫，制止大出血，并立即拨打急救电话，在医护人员监护下就近送到医院。

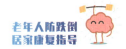

（三）脑外伤

脑外伤现场处理措施：

（1）保持呼吸通畅，固定颈部。

（2）检查血压、脉搏、瞳孔（大小、形态、光反应）等。

（3）如有血液、脑脊液经耳鼻外流，可用无菌棉球放在外耳道和鼻孔处吸收液体，禁止耳、鼻内填塞或冲洗，以防感染，切不可擤鼻。

（4）拨打急救电话，在医生监护下送往医院。

（刘玉娟　邵秀芹）

第三节　急救相关知识

一、了解心肺复苏

如果发现老年人跌倒，并且出现呼吸、心跳停止等危急情况，社区医护人员、照护者及家属应该了解如何对患者进行急救。

（1）判断意识：首先评估现场环境是否安全，再用双手轻拍患者肩膀，并询问患者怎么了，以判断患者有无反应。

（2）检查呼吸：观察5~10秒患者胸部或腹部起伏情况。

（3）用右手中指和食指从气管正中软骨处滑向近侧颈动脉搏动处，观察5~10秒，确定颈动脉有无搏动。

（4）如果判断患者呼吸、心跳停止，应大声呼救，或请别人帮忙拨打急救电话。

（5）松解衣领及裤带。

（6）胸外心脏按压：患者仰卧于平地上或用硬板垫于肩背下，按压部位为两乳头连线中点（胸骨中下1/3处），两手重叠，手掌跟部紧贴患者胸部，双臂伸直，用上身力量用力按压30次（按压频率至少

第五章 应急策略：老年人一旦发生跌倒应该如何处理

100~120 次/分，按压深度 5 厘米）。

（7）开放气道：采用仰头抬颌法，托住患者颈部并使其头后仰，用手指清洁其口腔，以清除口腔分泌物和呼吸道异物。

（8）人工呼吸：施救者以右手拇指和食指捏紧患者鼻孔，双唇完全包裹患者的嘴，持续吹气 1 秒以上，保证足量气体进入并使患者胸廓隆起；吹气结束后，施救者松开捏鼻孔的手，让患者的胸廓及肺依靠其弹性自主回缩呼气；第一次人工呼吸未能使胸廓起伏，可再次用仰头抬颌法开放气道，给予第二次通气。

二、如何进行止血、包扎

（一）指压止血法

指压止血法是一种简单、方便、有效地临时止血法，适用于较大动脉出血，包括直接压迫止血法和间接压迫止血法。用手指、手掌或拳头把出血部位的血管近心端用力压向骨骼，暂时阻断血流以达到止血目的。此法仅能短时间控制动脉血流，随即应采用其他止血方法。

（二）加压包扎止血法

常用于一般伤口的急救止血，适用于渗血或较小的静脉出血，松紧度以能达到止血目的为准。先用消毒纱布垫覆盖伤口后，再用棉花团、纱布卷或毛巾、帽子等折成垫子放在伤口敷料上面，然后用三角巾或绷带紧紧包扎，以达到止血目的。若伤口有碎骨，禁用此法。

（三）止血带止血法

此法能有效制止四肢较大动脉出血，但因阻断血流后可引起或加重肢端坏死、急性肾衰竭等并发症，故应尽量少用，仅用于其他方法暂不能控制的四肢严重出血。上止血带后要有标志，并记录上止血带的时间。

（四）就地取材法

在现场无止血带时可就地取材，如绷带、手帕、布条等物，折叠成条带状，在伤口近心端用衬垫垫好缠绕，并用力勒紧至伤口无出血。包

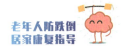

扎要求迅速、位置准确、松紧度合适。包扎所用材料一般有绷带、三角巾等。在现场急救条件下也可就地取材,将床单、衣裤等撕开作包扎材料用。

三、常用的搬运方法有哪些

(一)担架搬运法

担架平放在老年人伤侧,平托起头、肩、腰和下肢等处,轻移到担架上。抬担架的人脚步行动要一致、平稳,向高处抬时(如上台阶、爬坡等),前面的人要放低,后面的人要抬高,保持水平状态;向低处走时则相反。

(二)徒手搬运法

当现场找不到搬运工具,而转运路程又较近,病情较轻时,可以采用徒手搬运法。常用的徒手搬运法有单人搬运法、双人搬运法等。

(邵秀芹　张慧颖)

第六章　家庭护理：提高老年人的生活质量，促进身心健康

第六章　家庭护理：提高老年人的生活质量，促进身心健康

第一节　家庭保健

家庭与个人健康的关系十分密切，老年人跌倒损伤后需要长期居家休养，家庭保健可以促进老年人的身心健康、提高老年人生活质量并预防二次跌倒。

一、为什么要提倡家庭保健

目前，我国城市家庭中，空巢家庭（身边无子女的家庭）日益增多，老年人退休后大部分时间在家中度过，老年人的饮食起居、休息娱乐均以家庭为依托展开。因此，培养家庭成员良好地生活习惯、以家庭为单位开展体育活动等，是保持老年人良好地心理健康状态的重要内容。

二、家庭保健工作包括哪些方面

（一）家庭跌倒预防
家庭跌倒预防分为三级预防。
1. 一级预防
尚未发生跌倒，采取预防措施可以减少危险因素，防止跌倒发生，此时要预防相关的疾病、实施家庭咨询、监测和维护健康。

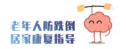

2. 二级预防

已经跌倒,但并未发生严重损伤,此时需要医护人员与家庭成员共同监测健康,鼓励及时就医,以便及早诊断、治疗及安全用药。

3. 三级预防

已经跌倒并发生严重损伤,照护者应督促老年人遵医嘱的同时保持其适当的独立活动能力,指导老年人适应慢性病所带来的变化,提高家庭生活质量。

(二)家庭治疗

家庭治疗是以整个家庭作为治疗单位的一种方法,重点在家庭成员间的互动关系和良好的沟通。家庭治疗可分为个别家庭成员治疗和整个家庭治疗。个别家庭成员治疗:在家庭环境中为有疾病或行为障碍的老年人提供治疗;整个家庭治疗:为有严重功能障碍或处于危机状态的老年人提供系统治疗。

三、老年人如何做好家庭保健

(一)大脑保健

随着年龄增长,老年人的脑血流量和脑供氧量逐渐下降。大脑功能"用进废退",因此要主动用脑以激活大脑功能。

(二)休息与睡眠保健

1. 你真的了解休息与睡眠吗

休息可使人从生理、心理上得到松弛,并使体力、精力得到恢复。适当的睡眠是最好的休息,是维护健康和体力的基础,睡眠不足,身体得不到足够的休息,影响机体健康。

2. 老年人休息与睡眠的特点有哪些

(1)老年人的睡眠主要表现为深度睡眠明显减少,睡眠过浅,不易入睡,容易惊醒,醒后不易再入睡,清晨醒来过早,而白天却昏昏沉沉等。充足的睡眠是精力充沛的重要保证,60~70岁的老年人,睡眠时

第六章　家庭护理：提高老年人的生活质量，促进身心健康

间建议在 8 小时左右；70~90 岁的老年人，睡眠时间建议在 9 小时左右；90 岁以上的老年人，睡眠时间建议在 10 小时左右。

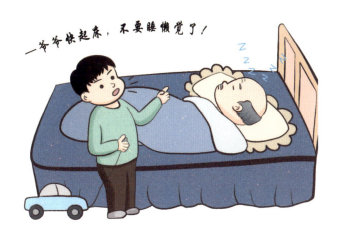

（2）老年人睡眠应注意的问题

1）防止疾病的发生：要经常注意观察老年人的睡眠情况，若出现呼吸异常或该醒时而未醒，要警惕意外发生。

2）老年人夜尿次数增多，夜间起床时常因意识混乱、步态不稳而发生跌倒。因此，卫生间的通道要有照明灯及安全设施，确保老年人起夜安全。

3）慎用镇静药物：对于顽固性失眠的老年人，应根据医嘱给予适量的镇静催眠药，用药后应注意观察用药反应，严禁随意服用药物。

4）养成良好的日常起居习惯，每天坚持早睡早起，保持正确的睡眠姿势，推荐选取右侧卧位，上下肢呈半屈曲状，不仅使肌肉处于放松状态，而且有利于心脏的活动及胃的排空。

（三）饮食保健

老年人的生理变化与膳食密切相关，适合老年人的营养健康食品和科学合理的饮食搭配能够强健身体、延年益寿，提高老年人的生活质量；而不健康、不适老年人的食品和不良膳食习惯则可能危害老年人的健康，甚至引发疾病。

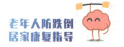

（四）运动保健

提高老年人生存质量，预防慢性病的发生，改善慢性病患者的健康状况是老年人运动保健的最基本目标。

1. 适合老年人的运动有哪些

（1）散步："饭后百步走，活到九十九"这句俗语生动地说明了散步与健康长寿的关系。

（2）太极拳：具有健身和延年益寿的功效，对防治慢性疾病有较好地效果。

（3）慢跑：可较好锻炼心肺功能，有利于血压的稳定。

2. 老年人运动损伤的预防

（1）选择空旷、平整的运动场所，避免因场地凹凸不平导致关节扭伤和跌倒。

（2）根据自己的身体状况选择合适的运动方式，循序渐进，不宜选择过于剧烈地运动。

（3）选择便于运动的服装、鞋袜，并注意保暖。

（4）运动前应该做好充分的预热活动，一般10分钟即可，让各关节放松。

（5）运动结束后做整理运动，放松肌肉。

（6）一旦发生损伤不可轻视，最好请专业人员协助或及时就医。

（五）心理保健

老年人心理健康实现目标：

（1）实现老有所养，满足老年人衣、食、住、行以及安全、卫生、健康的基本生存需求。

（2）做到老有所为，满足老年人自我实现方面的价值需求。

（3）实现老有所爱，满足情感需求。

（4）做到老有所乐，充实自我、张扬自我、肯定自我。

第六章 家庭护理：提高老年人的生活质量，促进身心健康

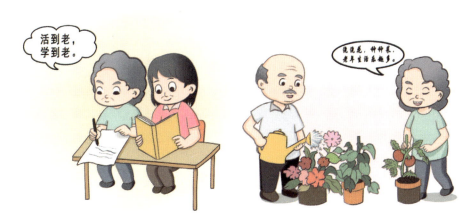

（六）学会自我检查

1. 定期测量体重

老年人体重变化异常，往往是某些慢性病发出的危险信号。如果体重持续上升，则要警惕高血压、心脏病以及高血脂的发生；如果体重出现不明原因的下降，则要警惕恶性肿瘤和糖尿病的发生。

2. 学会测量及记录生命体征

体温、脉搏以及呼吸变化与老年人健康状况密切相关，如果体温变化过大，脉搏跳动过快或过慢，以及呼吸次数过快，均能反映身体某些部位出现了状况。

3. 留意身体出现的任何不适症状

如果出现头晕、头痛、腰腿酸痛等不适症状时，要注意休息，严重者及时寻医问药，以免延误病情。

四、照护者如何对老年人进行身心保健

随着人口老龄化的加剧，老年人照护者这一特殊群体所面临的压力越来越大，所承受的有关社交、学习等方面的负荷也越来越大。满足照护者的需求有利于提高老年人及整个家庭的生活质量。

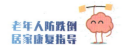

（一）影响老年人照护者心理因素分析

1. 体力上的强度

对于照顾老年人来说，照护者会消耗大量的体力。老伴之间相互照顾，心理上具有责无旁贷的意识，并不会过多地考虑到自身的能力状况；如果照护者是年轻人，忙碌的工作再加上照顾老年人，无疑对其体力有相当大的消耗。

2. 精神上的压力

在关系上，感情的亲疏远近会直接影响到照护者与被照护者之间的相处，如果照护者是老年人的直系儿女，一般不会产生过多矛盾；如果照护者不是老年人的直系亲人，照护者的心态与老年人自身对对方的心态也会影响到其相处的质量，对自身的精神也是一种不良影响。

3. 经济上的负担

由于社会保障机制还不够健全，老年人的疾病是长期的、慢性的。常年的疾病护理、体格检查等项目都需要大量的资金支出，经济负担加重。

4. 社会认同的缺失

老年人照护者往往需要承受来自社会的负荷，工作性质的不理解，工作类型的不认同等都有可能导致其成为孤立的社会群体。

（二）照护者保健策略

1. 适度放松，劳逸结合

常做体操运动，保证舒适地睡眠，防治感冒，定期检查身体，至少每年体检一次，及时发现潜在的健康问题并得以处理。

2. 保持良好的心态

照护者的身心健康状况与被照护者的结局呈正相关。长期的照顾不会使照护者产生满意、自尊提高、感激等积极体验，但更多带来的是沉重的心理负担和心理压力，因此要学会及时排解心理压力。

第六章　家庭护理：提高老年人的生活质量，促进身心健康

五、如何做好预防老年人跌倒的家庭保健

（一）老年人要有良好的起居习惯和生活方式

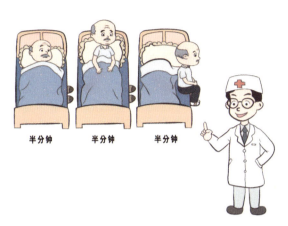

（二）科学的健身锻炼

增强肌肉力量、柔韧性、协调性、平衡能力、步态稳定性、灵活性，从而减少跌倒的发生。

（三）动作轻缓、切莫逞强

老年人在扭头及转身时切莫着急，动作要缓慢。弯腰或起身时尽量扶住稳固的物体，以防眩晕导致跌倒。

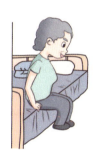
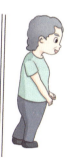

（四）害怕跌倒的心理

跌倒恐惧心理与老年人的躯体、心理和功能改变密切相关。因此，尽量解除老年人的跌倒恐惧心理，激励他们将自我恐惧转变为积极的力量，主动提高自身功能水平控制以防止跌倒发生。

（五）家人要为老年人设置安全的居家环境

1. 光亮每一处

老年人对于照明度的要求比年轻人要高 2~3 倍，因此应改善家中照明度，使室内光线充足。

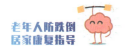

2. 地板需整洁

尽量避免东西随意摆放，电线要收好或固定在角落。在浴室、厨房等容易湿滑的环境，加强地板的防滑功能。

3. 扶手要稳固

增加扶手设计，并注意检查扶手是否稳固，如有松动要及时加固。

4. 家具精挑选

老年人的家庭应注意家具的高度与软度，床椅不宜太低、太软；家具应在尖锐处加装防撞条或包棉；合理安排室内家具高度和位置，家具的摆放位置不要经常变动。

5. 衣物适宜

鞋子应具备防滑功能，避免穿宽松的拖鞋或其他鞋底滑溜的鞋子；衣服不宜太长以免绊倒；应坐位穿裤子，不宜站立位穿裤子。

6. 增添紧急呼救设备

应在居家内设置适当的呼救铃，以防老年人跌倒时身边无人，造成危险。

预防跌倒家庭保健顺口溜：
关注老年健康，首要预防跌倒，衣食住行用药，各有其中诀窍；
衣要宽松合身，鞋要防滑舒适，家具固定摆放，地面清洁干燥；
饮食保持均衡，营养合理需要，居住出入留神，人多路滑绕道；
拐杖高度适中，手柄把握牢靠，楼梯抓紧扶手，步态平稳勿躁；
铭记量力而为，合理锻炼有效，健康心态重要，生活快乐淘淘。

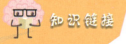

（邵秀芹　张慧颖）

第六章　家庭护理：提高老年人的生活质量，促进身心健康

第二节　疾病护理

跌倒可造成人体发生不同程度的损伤，甚至危及生命。老年人大多患有多种慢性疾病，导致身体虚弱。对于这些疾病，我们应采取哪些护理措施才能最大限度地减少跌倒的发生，减轻跌倒的伤害程度呢？

一、高血压的护理

高血压是老年人最常见的慢性病之一，也是心脑血管疾病最主要的危险因素。目前我国将高血压定义为收缩压达到或超过140毫米汞柱和（或）舒张压达到或超过90毫米汞柱。

（一）高血压的影响因素

国际上已确定的高血压发病危险因素是：超重、高盐膳食和中度以上饮酒。其中遗传因素约占40%，环境因素约占60%。此外，高血压还与吸烟、高血脂、缺少体力活动、精神心理压力及社会因素有关。高血压是脑卒中、冠心病发病的独立危险因素。

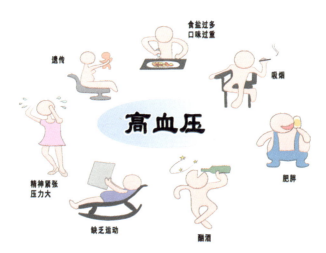

（二）高血压的常见症状

高血压的常见症状主要有头痛、头晕、疲劳、心悸、耳鸣等，主要

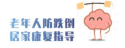

体征就是血压升高。高血压会导致重要（靶）器官损害，也是导致高血压病患者致残、致死的主要原因。

1. 脑血管并发症

与跌倒有关的出血性或缺血性脑卒中、高血压脑病等，属高血压急症。

2. 心脏并发症

①高血压性心脏病；②急性左心衰竭；③冠心病。

3. 高血压肾病及慢性肾衰竭

血压超过150/100毫米汞柱，轻中度蛋白尿，血尿素氮、肌酐升高。

4. 其他

眼底改变，视力、视野异常；鼻出血；主动脉夹层等。

（三）高血压的诊断

首次发现高血压者，应在未服抗高血压药物的情况下，非同日3次测量，收缩压达到或超过140毫米汞柱和（或）舒张压达到或超过90毫米汞柱，可诊断为高血压。如正在服用抗高血压药物，血压虽低于140/90毫米汞柱，也应诊断为高血压。确诊后按血压增高水平分为1、2、3级（表6-1）。

表6-1 高血压的分级

分级	收缩压（毫米汞柱）	舒张压（毫米汞柱）
1级高血压（轻度）	140~159	90~99
2级高血压（中度）	160~179	100~109
3级高血压（重度）	≥180	≥110

注：若患者的收缩压与舒张压分属不同级别时，则以较高的分级为准。

（四）高血压病的家庭照护

1. 减轻头痛

①减少引起和加重头痛的因素，提供安静、温暖、舒适的环境；②卧

第六章　家庭护理：提高老年人的生活质量，促进身心健康

床休息，抬高床头，改变体位时动作宜慢；③避免情绪激动、精神紧张，使用放松技术如音乐治疗、缓慢呼吸等；④高血压需要长期服药，遵医嘱服用降压药，不可擅自增减药量或停服，并注意观察药物的不良反应。

2. 避免跌倒受伤

有头晕、眼花、耳鸣、视力模糊等症状时，应注意卧床休息，上厕所或外出时应有人陪伴，若头晕严重，应协助床上大小便。伴恶心、呕吐时，应将痰盂放在伸手可及处，防止取物时跌倒，必要时需由专人照护。

3. 协助老年人建立良好的生活方式

（1）减轻体重：日常饮食中要控制总热量摄入，减少脂肪，限制过多碳水化合物类食物的摄入。膳食中脂肪量应控制在总热量的25%以下；食用油每日20~25克；少吃肥肉、动物内脏和油炸食品。

（2）减少钠盐摄入：膳食中80%的钠盐来自烹调用盐和各类腌制品，少食各种咸菜及其他腌制食品。老年人由于味觉功能减退，容易导致过度使用盐、酱油等调味品，应适当控制。

（3）限制饮酒并戒烟：大量饮酒可诱发心脑血管疾病，且饮酒可影响降压药物的效果，因此高血压病患者应戒酒。如饮酒，建议每日男性其酒精含量不超过30克，即葡萄酒小于100~150毫升，或啤酒小于250~500毫升，或白酒小于25~50毫升；女性则减半。吸烟可导致收缩压、舒张压增高，同时尼古丁能影响降压药物的疗效，因此高血压病患者应戒烟。

（4）适度运动：运动有利于减轻体重和改善胰岛素抵抗，提高心血管的调节能力，稳定血压水平。运动强度因人而异，运动时忌体位突变、用力太猛及剧烈活动，以免诱发脑卒中等并发症。

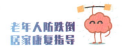

（5）保持情绪稳定：高血压病是生理、心理、社会因素综合作用所致的疾病。生活中应注意调节心理，减轻心理压力，保持情绪稳定，避免大喜大悲。

4. 血压监测

监测血压是高血压诊断及评价其严重程度的主要手段，同时也是评价治疗效果和用药的依据。应定时测量血压并记录，以便为治疗提供参考。在家中要监测以下情况时的血压：

（1）6：00~10：00和16：00~20：00的血压，反映服用降压药物的效果是否持续到次日清晨。

（2）服药后：在药物的降压作用达到高峰时测量。短效制剂一般在服药后2小时测量，中效药物一般在服药后2~4小时测量，长效药物一般在服药后3~6小时测量。

（3）血压不稳定或更换治疗方案时，以掌握自身血压规律、了解新方案的疗效。

（4）高血压病患者的降压目标值为：老年人收缩压降至150毫米汞柱以下，尽量将其收缩压降至患者能够耐受的140毫米汞柱以下，糖尿病及肾病患者血压降至130/80毫米汞柱以下。

5. 预防直立性低血压

在日常照护工作中，老年人从卧位或坐位到站立位要慢，并在站立前先做适当的肢体活动；在服用降压药后的最初几个小时，应避免长时间站立，或尽量选择在休息时间内服药；夜间起床排尿尤其要注意缓慢起床。在患者首次服药、联合用药或加量时应特别注意预防直立性低血压。

6. 预防心脑血管意外

老年人由于血管硬化，长期高血压的影响，血管脆性增加，在血压突然增高下，易引起心脑血管意外。保持良好的心态，学会控制情绪，保持有规律的生活和充足的睡眠，以防受寒，避免剧烈运动、过度用力和强烈应激等，避免血压突然升高的各种危险因素。

第六章　家庭护理：提高老年人的生活质量，促进身心健康

7. 应急救护

一旦老年人出现高血压急症，应迅速让其绝对卧床休息，抬高床头，避免一切不良刺激，放松心理，保持呼吸道通畅，及时送医院治疗。

二、糖尿病的护理

糖尿病随着病程延长可出现多系统损害，导致眼、肾、神经、心脏、血管等组织器官病变。糖尿病会造成肌肉萎缩、足坏死，再加上降糖药的副作用，糖尿病患者跌倒的风险要比其他人高。当血糖控制不好时，低血糖更易导致患者发生跌倒。

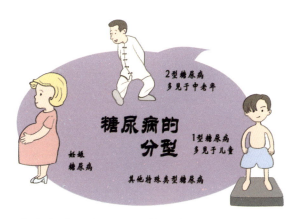

糖尿病已成为发达国家继心血管疾病和肿瘤之后的第三大慢性病。老年人多为2型糖尿病，是由于胰岛素分泌功能下降和（或）胰岛素抵抗，导致胰岛素分泌相对不足造成的。

（一）糖尿病的危险因素

糖尿病的危险因素有家族遗传史、不良生活方式（如体力活动缺乏、膳食结构不合理、酗酒、吸烟等）、肥胖、高血压、高血脂、增龄等。

1. 不可改变的危险因素

遗传因素、年龄、先天的子宫内营养不良等。

2. 可改变的危险因素

①不良生活方式：不合理饮食，久坐不动的生活方式，酗酒，心境

不良等；②生物源和化学因素：化学毒物或某些药物可影响糖代谢，对这类药物敏感者可导致糖尿病。

（二）糖尿病的常见症状

（1）多尿、多饮、多食和体重减轻：有的患者可无明显症状，仅在健康检查时发现高血糖；有的可表现为典型的"三多一少"症状，即多尿、多饮、多食和体重减轻。由于血糖升高引起渗透性利尿导致尿量增多；而多尿导致失水，使患者口渴而多饮水。由于机体不能利用葡萄糖，且蛋白质和脂肪消耗增加，引起消瘦、疲乏、体重减轻。为补充糖分，维持机体活动，患者常易饥饿多食。

（2）皮肤瘙痒：由于高糖及末梢神经病变导致皮肤干燥和感觉异常，患者常有皮肤瘙痒。

（3）其他症状：四肢酸痛麻木、腰痛、性欲减退、月经失调、便秘、视力模糊等。

（三）糖尿病的并发症

1. 糖尿病急性并发症

（1）糖尿病酮症酸中毒：糖尿病代谢紊乱，导致血酮升高。当血酮升高超过机体的代偿能力时，便发生代谢性酸中毒，称为糖尿病酮症酸中毒。主要表现为：多数患者在意识障碍前感到疲乏、四肢无力、"三多一少"症状加重；随后出现食欲减退、恶心、呕吐，常伴有头痛、嗜睡、烦躁、呼吸深快有烂苹果味（丙酮味）。随着病情进一步发展，出现严重失水、尿量减少、皮肤弹性差、眼球下陷、脉细速、血压下降等。晚期各种神经反射出现迟钝甚至消失，患者出现昏迷。

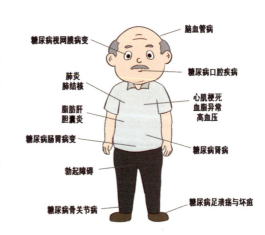

第六章 家庭护理：提高老年人的生活质量，促进身心健康

（2）高血糖高渗状态：以严重高血糖、高血浆渗透压、脱水为特点，无明显酮症酸中毒，常有不同程度的意识障碍和昏迷。

（3）感染：疖、痈等皮肤化脓性感染多见，可致败血症或脓毒血症。常出现足癣、甲癣、体癣等皮肤真菌感染；肾盂肾炎和膀胱炎也比较常见，且反复发作，可转为慢性肾盂肾炎。肺结核发病率高，进展快，易形成空洞。

（4）低血糖：糖尿病患者血糖值达到或低于3.9毫摩尔/升就属于低血糖范畴。空腹低血糖主要见于胰岛素过多或胰岛素拮抗激素缺乏等。餐后（反应性）低血糖多见于2型糖尿病初期，大多数发生在餐后4~5小时。

2. 糖尿病慢性并发症

（1）糖尿病大血管病变：主要表现为动脉粥样硬化。大、中动脉粥样硬化易引起冠心病、缺血性或出血性脑血管病等，四肢动脉硬化常以下肢动脉病变为主，表现为下肢疼痛、感觉异常和间歇性跛行，严重供血不足可致肢体坏疽，易发生跌倒。

（2）糖尿病微血管病变：是糖尿病的特异性并发症，病变主要发生在视网膜、肾、神经、心肌组织。糖尿病眼病发生率高，对视力损害严重，重者可致失明。

（3）糖尿病神经病变：常见于周围神经病变，手和脚感觉异常，呈袜状或手套状分布，并且伴有麻木、烧灼、针刺感或踏棉垫感，随后有肢体疼痛，夜间及冬季加重；后期累及运动神经，可出现肌力减弱、肌萎缩和瘫痪。自主神经病变表现为排汗异常、腹泻或便秘、直立性低血压、尿失禁或尿潴留等。

（4）糖尿病足：足部神经病变使足部感觉异常，容易发生损伤；血管病变使足部损伤不易愈合，表现为足部溃疡与坏疽，治疗不及时可引起足坏死，是糖尿病患者截肢、致残的主要原因。

（四）糖尿病的家庭照护

糖尿病的防治一般采用综合性预防和治疗措施，包括饮食治疗、运

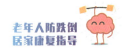

动锻炼、自我血糖监测、药物治疗、糖尿病健康教育和预防糖尿病并发症。

1. 饮食治疗

合理的膳食治疗是糖尿病患者的基础治疗,它能将血糖控制在理想水平,减少药物用量,减少并发症的产生和发展,并减少医疗费用。

①不吃油炸、油煎食物,用植物油炒菜,少食含胆固醇高的食物如动物内脏、蟹黄等;限酒;每天摄入食盐小于6克。②严格限制甜点,可使用甜味剂代替,如木糖醇、甜菊片等。③监测体重变化,每周定期测体重一次,根据体重调整饮食方案,避免体重继续增加。

注意事项

2. 运动锻炼

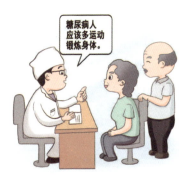

运动锻炼可增加患者心肺功能、改善体内新陈代谢,纠正血糖、血脂的代谢紊乱,预防和减少糖尿病慢性并发症,降低致残率。糖尿病运动疗法主要适用于轻度和中度2型糖尿病患者,稳定性1型糖尿病患者。运动前做一次全面体检,制订合理的运动计划。运动前要进行5~10分钟准备活动,避免关节、肌肉损伤。

①评估血糖控制情况,决定运动方式、时间和运动量。②运动不宜空腹进行,避免发生低血糖。运动中注意补充水分,随时携带糖果,有低血糖症状时及时食用,停止运动;如出现胸闷、胸痛、视力模糊等症状时应立即停止运动,及时对症处理;当血糖超过14毫摩尔/升时,注意休息。③运动时随身携带糖尿病卡以备急需。④运动后做好记录,以便观察疗效和不良反应。

注意事项

第六章　家庭护理：提高老年人的生活质量，促进身心健康

3. 自我血糖监测

（1）学会使用血糖监测仪：用75％酒精消毒手指，待手指干后采血，准确记录血糖值。切记保持测试纸干燥。

（2）观察是否存在低血糖反应：使用降糖药治疗过程中，可能出现低血糖反应，此时应立即口服糖水或进食含糖食物，重者及时送医院静脉注射葡萄糖。

4. 药物治疗

根据血糖监测情况及糖尿病严重程度选用口服药物或注射胰岛素。

5. 糖尿病健康教育

建议糖尿病老年人多参加社区俱乐部活动，促进患者之间的相互沟通、相互支持。同时利用患者的家人、朋友、社区工作者、志愿者等力量，增强患者的健康责任感，使其主动地参与、配合疾病管理，控制病情发展，预防并发症，提高生存质量。

6. 预防糖尿病并发症

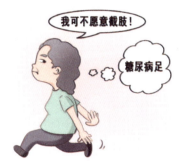

（1）糖尿病足：①每天观察足部皮肤颜色、体表温度及足背动脉搏动情况。观察足部皮肤有无破损、红肿、水疱等。涂抹润肤乳，防止皲裂；定期修剪趾甲。②感觉减退、麻木、刺痛感时，应定期做足部保护性感觉测试。③保持足部清洁，穿着弹性好、透气的棉袜，预防足部外伤，冬天防止烫伤和冻伤。④适当运动，促进肢体血液循环。

（2）低血糖：①不能随意更改降糖药物和剂量。②速效或短效胰岛素注射后及时进餐。③晚餐适当增加主食或含蛋白质较高的食物。④初用一种降糖药时要在医生指导下，从小剂量开始。⑤家中常备糖果、饼干，外出时随身携带糖片或含糖饼干、饮料，以及糖尿病病情卡。⑥出现低血糖症状时，如肌肉颤抖、心悸、出汗、饥饿感、面色苍白、心率加快、

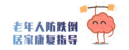

四肢冰冷等，应尽快坐下，并及时寻求帮助，防止跌倒；补充含糖饮料或饼干，以葡萄糖最好。

三、冠状动脉粥样硬化性心脏病的护理

冠状动脉粥样硬化性心脏病，简称冠心病，是指冠状动脉发生粥样硬化，使管腔狭窄甚至阻塞，或（和）因冠状动脉功能性改变（痉挛）导致心肌缺血、缺氧或坏死而引起的心脏病。

（一）冠心病的危险因素

冠心病的危险因素有：①高脂血症；②高血压；③糖尿病；④吸烟。发生冠心病的其他相关因素有：超重与肥胖、高龄、缺少体力活动、高热量高脂肪饮食、过量饮酒、精神压力、早发冠心病家族史、胰岛素抵抗及某些微量元素的异常等。

（二）冠心病的临床表现

1. 心绞痛

心绞痛发作分为劳累性、自发性及混合性三种，主要表现为：①突发的胸痛，常位于胸骨体上、中段后方或心前区，可以放射至颈部、咽部、颌部、上腹部、肩背部、左臂及左上肢内侧达无名指和小指。②疼痛性质为缩窄性、窒息性或严重的压迫感，患者常暂停原先活动。③常见诱因为劳累、激动、受寒和饱餐等。④持续时间1~5分钟，很少超过15分钟。⑤休息或含服硝酸甘油后迅速缓解。

2. 心肌梗死

心肌梗死是指在冠状动脉病变的基础上，心肌血供急剧减少或中断造成心肌缺血性坏死。主要表现为胸骨后剧烈疼痛、心律失常、休克、心力衰竭和发热、白细胞增高等。

3. 心肌坏死

心肌坏死是一个不可逆的过程，坏死区域越大，心功能受损就越明显，预后越差。如果在血管堵塞早期能得到积极治疗，使堵塞的血管重

第六章　家庭护理：提高老年人的生活质量，促进身心健康

新开通，则可以使坏死的心肌范围限制在最小，使心功能最大限度地得到保护；若治疗不及时，会导致患者死亡或产生多种并发症，影响患者的生存质量。

（三）冠心病的家庭照护

1. 指导患者康复锻炼

冠心病患者适当运动能够提高心脏利用氧的能力，改善冠状动脉血流；缓解或减轻冠心病的症状，降低心绞痛和心肌梗死的发生概率。

此外，应定期对老年人进行体检，早期发现与冠心病密切相关的危险因素，如高血压、糖尿病、高脂血症、肥胖症等，并给予正确的康复指导。医护人员根据心肺功能评定结果和患者个体耐力情况制订运动处方，照护者则应根据医护人员的运动处方指导老年人进行日常康复锻炼。

2. 调整生活方式

（1）合理膳食：限制摄入食物的总热量，维持适宜体重，限制脂肪，特别是动物脂肪以及胆固醇的摄入，少食用精制糖类，避免经常食用高胆固醇及高动物性脂肪的食物。避免因血液浓缩引发冠状动脉血栓形成。少食多餐，避免过饱。

（2）适当的体力劳动和体育锻炼：运动量应根据身体情况循序渐进，以不过多增加心脏负担和不引起身体不适为原则。生活有规律，劳逸结合。保证充足的睡眠，避免过度劳累。

（3）戒烟、限酒：吸烟是冠心病的危险因素，应提倡戒烟，可少量饮酒，如葡萄酒。

（4）保持大小便通畅：忌过度用力排便，必要时给予通便药。

（5）保持情绪稳定：学习放松技巧，必要时指导其做松弛训练，避免情绪激动。

3. 积极治疗相关疾病

包括高血压、糖尿病、高脂血症、肥胖症、痛风、肝肾疾病及内分泌疾病等，尽可能预防或延缓动脉硬化的发生。

4. 学会监护病情

照护者应掌握监测脉搏、血压技术，识别发病先兆症状。特别是老年患者出现无明显诱因的胸闷、疲劳、气急或难以解释的牙痛、肩颈痛及上腹痛等情况应及时就医，避免心肌梗死的发生。

5. 掌握应急处理措施

遵医嘱服药，随身备有硝酸甘油片剂或气雾剂，掌握正确的用药方法，注意药物副作用。外出时，身边佩带急救卡。遇老年人心绞痛发作时，不要惊慌，先让老年人原地休息，放松身心；身边备有药物的，立即舌下含服硝酸甘油或异山梨酯（消心痛）片，或使用硝酸甘油气雾剂；如备有氧气装置的给予吸氧；重者及时送医院就诊。

四、帕金森病的护理

帕金森病又称震颤麻痹，是老年人常见的神经系统变性疾病，以静止性震颤、运动减少、肌强直和体位不稳为特征。帕金森病与年龄、环境和遗传因素有关，中晚期帕金森病患者为跌倒高危人群。

（一）认识帕金森病

1. 静止性震颤

多从上肢开始，呈现有规律的拇指对掌和手指屈曲的不自主震颤，具有静止时明显震颤，动作时减轻，入睡后消失等特征。

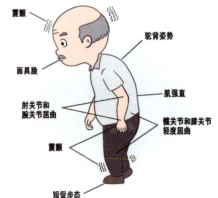

2. 肌强直

从一侧上肢或下肢开始，逐渐蔓延至对侧和全身的肌肉。表现为屈肌和伸肌张力均增高。

3. 运动迟缓

表现为起始动作困难、缓慢，面部表情呆板，双眼凝视、瞬目动作

第六章　家庭护理：提高老年人的生活质量，促进身心健康

减少，笑容出现和消失迟钝，呈现"面具脸"。很难完成手指精细动作，如系鞋带等。

4. 姿势步态异常

早起走路拖步，迈步时身体前倾，步距缩短，颈部肌肉和躯干肌肉强直，行走时上肢协同摆动联合动作减少或消失；晚期由坐位、卧位起立困难，有时行走中有"冻结步"和"慌张步态"现象。

5. 其他

便秘、出汗异常、流涎、性功能减退等；半数患者伴有抑郁症和（或）睡眠障碍；部分患者晚期出现智力障碍。

（二）帕金森病的家庭照护

1. 生活护理

（1）鼓励患者自我护理，做力所能及的事情，照护者应协助患者洗漱、进食、沐浴、大小便，增进其生活舒适度，做好安全防护。

（2）个人卫生：经常清洁皮肤，勤换被褥、衣服，勤洗澡，穿柔软宽松的棉布衣服。

（3）皮肤护理：卧床患者使用气垫床或按摩床，保持床位清洁、干燥，定时翻身、拍背，预防压疮。

（4）提供生活帮助：配备高位坐厕、床栏、卫生间走廊扶手等辅助设施，使用便于穿脱的衣服、无鞋带的鞋子等，生活用具固定放置于伸手可及之处，方便取用。

（5）保持大小便通畅。

2. 运动护理

帕金森病老年患者运动锻炼的目的在于：①延缓、防止关节强直与肢体挛缩；②维持身体灵活性，增加肺活量，防止便秘；③保持并增强自我照顾能力。

（1）疾病早期：起病初期主要表现为震颤，应鼓励老年人积极参与家居或社交活动，坚持适当的运动锻炼，注意保持身体和各关节的最

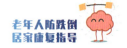

大活动范围与活动强度。

（2）疾病中期：对于已出现某些功能障碍或坐起困难的老年患者要建议其有计划、有目的的锻炼。如感到椅子上起立或坐下有困难，可针对性地进行反复多次的起坐运动。起步困难者：①可以在脚前放置一个小的障碍物作为视觉提示，帮助起步；②也可使用有明显节拍的音乐进行适当的听觉提示，帮助其练习走路；③步行时要目视前方，集中注意力，保持步行幅度与速度；④鼓励患者步行时两腿尽量保持一定的距离，双臂要摆动，以增加平衡；⑤转身时要以弧线形式前移，尽可能不要在原地转弯；⑥提醒患者步行时避免一边走路一边讲话、小步急速移动、起步时拖着脚走路、双脚紧贴地面站立及穿着拖鞋行走等易跌倒的方式；⑦在协助患者行走时，不要强行拉着走，当患者感到脚粘在地上时，可告诉患者先向后退一步，再往前走，这样会比直接向前走容易得多。

（3）疾病后期：患者出现显著的运动功能障碍而卧床不起，应帮助患者采取舒适体位，被动活动关节，按摩四肢肌肉。注意动作要轻柔，勿造成患者疼痛和骨折。

3. 安全护理

（1）对于上肢震颤不能控制日常生活动作，存在障碍的患者，应避免其自行使用液化气炉灶，尽量不让患者自己倒开水；为拿碗筷困难的患者准备带有大把手的餐具，选用不易打碎的不锈钢碗、水杯和汤勺，避免玻璃和陶瓷制品等。

（2）对有幻觉、错觉、抑郁、精神错乱、意识模糊或智力障碍的患者应严密监控，避免自伤、坠床跌倒、坠楼、走失、伤人等意外发生。

4. 心理护理

帕金森病患者往往产生自卑、脾气暴躁及忧郁心理，回避人际交往，拒绝社交活动；随着病情加重，生活自理能力下降，会产生焦虑、恐惧甚至绝望心理。照护者应细心观察老年人的心理反应，鼓励老年人表达并注重倾听他们的心理感受，与老年人讨论身体健康状况改变所造成的

第六章　家庭护理：提高老年人的生活质量，促进身心健康

影响，及时给予正确的信息和引导。

鼓励老年人尽量维持过去的兴趣与爱好，多与他人交往，不要孤立自己；家属为老年人创造良好的亲情气氛，减轻他们的心理压力。告诉老年人该病病程长、进展缓慢、治疗期长，而疗效的好坏常与自身的精神情绪有关，鼓励他们保持良好的心态。

5. 营养支持

评估老年人饮食和营养状况，注意每天饮食的组成，了解老年人的体重变化等。

（三）帕金森病的健康指导

1. 自我修饰指导

指导患者进行如鼓腮、伸舌、噘嘴、龇牙、吹吸等面肌功能训练，可以改善面部表情和吞咽困难，协调发音；督促进食后及时清洁口腔，随身携带纸巾擦尽口角溢出的分泌物，尽量维护自我形象。

2. 疾病知识指导

早期无须特殊治疗，主要是鼓励老年人进行适当的活动与体育锻炼；当疾病影响到老年人日常生活和工作能力时，适当药物治疗也可以在一定程度上减轻症状，但并不能阻碍病情发展。老年人和照护者应该掌握疾病知识，了解病程进展和主要并发症，有助寻找和去除使病情加重的诱因。

3. 治疗指导

帕金森病需要长期或终身服药治疗。老年人可适当了解用药原则，常用药物的种类与名称、剂型、用法、服药注意事项、疗效及不良反应的观察与处理等。

（1）用药原则：从小剂量开始，逐渐缓慢加量直至有效维持。

（2）疗效观察：服药过程中仔细观察震颤、肌强直和其他运动功能、语言功能的改善程度，观察患者坐起速度、步行的姿态、讲话的音调与流利程度，写字、梳头、扣纽扣、系鞋带以及进食动作的流畅程度等，以确定药物疗效。

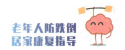

（3）饮食指导：由于疾病原因，老年人吞咽困难、饮食减少，肌强直及震颤所致机体消耗量增加等，导致营养低于机体需要量。

1）饮食原则：给予高热量、高维生素、高纤维素、低盐、低脂、适量优质蛋白质的易消化饮食，戒烟酒。

2）食物内容：主食以五谷类为主，多选粗粮，多食新鲜蔬菜、水果，多喝水，减轻腹胀，防止便秘；适当吃奶制品和肉类（全瘦）、蛋类、豆类；少吃油、盐、糖。

3）进食方法：进食或饮水时抬高床头，保持坐位或半坐位；给予老年人充足的时间和安静的进食环境；对于流涎过多的老年人可使用吸管吸食流质饮食；对于咀嚼能力和消化功能减退的老年人应给予易消化、易咀嚼的细软或半流质食品，少量多餐，少量分次吞咽。

五、骨质疏松症的护理

骨质疏松症是一种以骨强度下降、骨折风险增加为特征的疾病。骨质疏松性骨折是中老年最常见的骨骼疾病，具有发病率高、致残致死率高、医疗花费高的特点。

（一）骨质疏松症的临床表现

1. 骨痛和肌无力

轻者无不适。重者表现为腰背部疼痛、乏力或弥漫性骨痛，无固定部位，检查不能发现压痛区（点）。仰卧或坐位时疼痛减轻，直立时后伸或久立、久坐时疼痛加剧；白天疼痛轻，夜间和清晨醒来时加重；弯腰、肌肉运动、咳嗽、大便用力时加重；劳累或活动后加重，负重力下降。

2. 椎体压痛

椎体骨折可引起驼背、身高变矮，在突发性腰背疼痛后出现，有些老年人跌倒后可发生。

3. 骨折

当骨量丢失超过20%时易发生骨折，常见于脊柱、髋部和前臂骨折。其中股骨颈骨折最常见，致残率50%，病死率可达10%~20%。

第六章　家庭护理：提高老年人的生活质量，促进身心健康

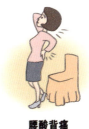
腰酸背痛

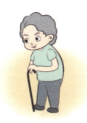
弯腰驼背

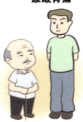
身材变矮

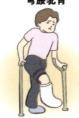
骨折

（二）骨质疏松症的家庭照护

1. 预防跌倒

活动时专人陪护，注意如厕安全；日常生活用品放置于伸手可及处，利于取用；灯光明亮，室内地面宜干燥，过道避免有障碍物；维持良好姿势，改变体位时宜慢，必要时使用手杖、助行器以增加活动时的稳定性；衣服合适，有利于活动。

2. 用药护理

①钙剂：空腹服用，多饮水，同时服用维生素D，增加钙的吸收。②雌激素及选择性雌激素受体调节剂：必须在医生指导下使用，剂量要准确。③二磷酸盐类：晨起空腹服用，取立位或坐位，以减轻药物对食道的刺激；避免长期、大剂量服用，应定期做骨密度检测。④服用降钙素应注意观察不良反应，如食欲减退、颜面潮红等。⑤镇痛药：应饭后服用，以减少对消化道的刺激。

3. 休息与对症护理

①使用硬板床，卧床休息1周；②使用辅具，如背架、紧身衣等；③给予疼痛部位按摩、蜡疗、超短波、微波、磁疗等，达到消炎、止痛

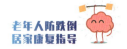

的效果。

（三）骨质疏松性骨折的家庭护理

1. 预防压疮

长期卧床使局部组织受压，血液循环障碍，易发生压疮。牵引期间，要每2小时帮助患者更换体位一次，夜间要每3~4小时更换体位一次。同时对受压部位进行按摩，改善局部血液循环，以预防压疮发生。

2. 预防便秘

患者一定要注意饮食调节，多吃新鲜蔬菜及富含纤维素的食物，保持每1~2天排便一次，如果3~4天未解便，可给予缓泻药如润肠丸等，如果有习惯性便秘者，要进行每日生活调理，保持大便通畅。

3. 增加富含蛋白质及钙质的食物

每天给予新鲜的鱼类、奶类及豆制品类等富含钙质的食物。

4. 预防关节挛缩

卧床期间要保持适当的床上运动锻炼，预防肢体失用性萎缩及关节挛缩。此外，要注意保持各关节功能位置，特别是患肢应始终处于功能状态下，否则骨折愈后发生肢体失用性萎缩或关节挛缩，将影响站立和行走。

5. 预防坠积性肺炎

长期卧床肺活量较小，容易使支气管分泌物坠积于肺底，若合并感染则将引起坠积性肺炎。因此，在帮助老年人翻身时，顺便帮助老年人拍背，并鼓励老年人做深呼吸增加肺活量，便于痰液排出，以保持呼吸道通畅，防止肺炎发生。此外，老年人卧室要保持空气新鲜，定时通风换气，也有利于呼吸道清洁。

6. 预防泌尿道感染

老年骨折患者因卧床大小便需要别人照顾，有时害怕麻烦别人而不敢多喝水，结果很容易引起泌尿系感染，特别是女性患者感染率高。所以，家人要鼓励患者多喝水，每日应摄入2000毫升以上的水增加排尿量，

第六章 家庭护理：提高老年人的生活质量，促进身心健康

清洁尿道，预防感染。

7. 预防抑郁症

骨折后老年人生活不能完全自理，需要别人照顾，长期卧床容易引起情绪低落，产生抑郁。因此，家人要关怀和照顾好患者，尤其是子女要体贴老年人，如果老年人能保持较好的心理状态，精神上愉快与平稳，可极大地促进骨折愈合，缩短卧床时间，早日康复。

（四）老年人骨质疏松症如何预防

1. 延缓骨量丢失的速度和程度

对绝经期妇女来说，尽早补充雌激素或雌孕激素合剂。常晒太阳，补充维生素D。摄入充足的含钙食品，保证维生素、蛋白质摄入，戒烟酒、咖啡因，少饮碳酸饮料，少食糖、盐。适当运动，如步行、游泳、慢跑、骑自行车等运动，可增加和保持骨量；运动还可使老年人的应变能力、协调能力增强，减少跌倒和骨折的发生。

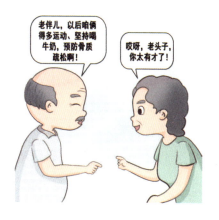

2. 预防跌倒，减少骨折

老年人骨折，尤其是下肢骨折难免要卧床休养一段时间。而长时间卧床加快了骨量丢失的速度，加重了骨质疏松的程度，造成恶性循环。

六、特发性正常压力脑积水的护理

脑积水不是一种病，而是由各种颅脑疾病使脑脊液产生和吸收不平衡导致脑室扩大的一种病理结果。特发性正常压力脑积水（iNPH）以老年人多见，主要以步态不稳、痴呆和尿失禁三联征为典型的临床表现，CT/MRI检查表现为脑室扩大，腰椎穿刺脑脊液测压正常。患者一般症状进展缓慢，可通过适当的脑脊液分流术改善症状。目前尚无明确病因，

高血压、糖尿病可能是其危险因素。随着人口老龄化,该病发病率逐渐增高。同时,由于患有该病的患者多具有平衡障碍、步态障碍及认知障碍,所以这类人群为跌倒高危人群。

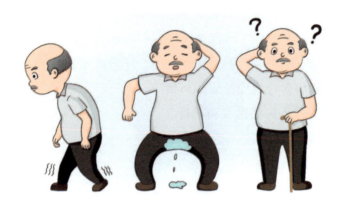

(一)特发性正常压力脑积水患者有哪些表现

1. 步态障碍

主要表现为行走时速度缓慢、左右摇摆幅度增大、脚抬不起来、双脚间距增宽、起步和转弯困难等。在疾病早期,主要表现为头晕,步态障碍还不是很明显。随着疾病进展,活动明显受限,平衡及步态功能下降;严重者需要辅助,甚至完全不能独立行走。特发性正常压力脑积水患者跌倒的风险贯穿于疾病全过程,严重影响患者及其家庭成员的生活质量。

2. 痴呆或记忆力下降

表现为精神运动迟缓,精细运动速度降低、准确度降低,很难分散或集中注意力,回忆能力特别是近期记忆力减退,执行功能障碍,行为或人格改变等。

3. 排尿功能障碍

早期表现为尿频、尿急、夜尿增多,后期表现为尿失禁,更严重者大便失禁。

4. 精神异常及其他

嗜睡、乏力、精神改变、性格改变等均较常见,部分患者伴有抑郁

第六章　家庭护理：提高老年人的生活质量，促进身心健康

症和（或）焦虑等。这些症状导致此病经常被忽视或误诊为其他疾病如老年痴呆、帕金森病、脑梗死、骨关节病等。

（二）如何判断老年人是否患有特发性正常压力脑积水

可以通过社区医疗机构进行初步筛查，如果怀疑老年人患有该病，再到三级医院进行精准评估，以便确诊。初步检查一般包括以下几个方面：

1. 步态功能评定

观察老年人是否有上述步态功能障碍的表现。

2. 平衡功能评估

注意观察患者的日常动作，如吃饭、穿衣或脱衣、解衣纽、拿东西、站立、行走等动作时肢体运动是否准确协调。

3. 认知功能与精神心理评定

特发性正常压力脑积水患者除认知功能障碍外，常伴有抑郁和焦虑。

4. 日常生活活动能力及社会参与能力评定

注意观察老年人的衣、食、住、行、个人卫生等基本生活情况以及老年人参与周围人群和环境的联系与交流是否正常。

注：上述四项评定方法具体可参考第三章第一节。

5. 排尿功能障碍评定

患者自身或照护者可通过排尿日记来记录排尿频率、急迫性尿失禁和实际尿失禁发作次数，以便评估膀胱症状。

6. 吞咽功能评估

因特发性正常压力脑积水常出现吞咽功能障碍，因此行吞咽评估至关重要。主要有误吸病史询问、洼田饮水试验、反复唾液吞咽试验等。

7. 照护者负担量表

照护者负担量表可以较为全面的评估特发性正常压力脑积水患者照护者的情感、社会、身体及经济方面造成的影响。

（三）特发性正常压力脑积水患者的家庭照护

老年患者的常规家庭照护前几节已经概括，此处不再详述。针对此

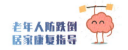

病特征，照护者应重视以下几点。

（1）对于已经出现平衡功能障碍、认知障碍、步态障碍的 iNPH 患者，照护者应加强照看、协助患者完成日常行为活动。

（2）患者可能有尿频、尿急等，有时上厕所时十分急迫并因此跌倒，应定时小便及保持去厕所路上的畅通。

（3）晚期患者出现显著的运动障碍、瘫痪在床，应加强照护，防止患者自行起床和发生跌倒及骨折。

（4）特发性正常压力脑积水一般通过脑脊液分流手术能获得极大的改善。手术治疗后，根据患者情况可对其进行步态、平衡、认知训练，减少跌倒风险，提高患者的生活质量以及社会参与能力。具体包括以下内容：

1）针对患者因共济失调导致的步态及平衡功能障碍：①改善坐位、站和走路时的姿势稳定性，教会患者先学会小范围的运动；②通过体操训练，改善全身肌肉的协调，使患者的运动变得平稳和流畅；③在不引起眩晕的情况下，进行头部运动练习，提高患者眼、手协调能力，提高老年患者利用视觉帮助身体稳定的能力。

2）认知功能与精神心理训练：改善认知功能的训练具体参考第四章第二节。另外，应多鼓励患者参加力所能及的家庭、社会活动，根据自己的爱好进行体育活动，积极参加娱乐活动，增加对生活的兴趣。

3）膀胱功能训练：包括括约肌控制训练、排尿反射训练、定时排尿、提示性排尿等。训练时注意循序渐进。

七、人工关节置换术后的护理

随着医学技术的发展，人工髋关节置换术已成为治疗髋关节疾病的常用方法。由于接受此类手术的大多数患者是年老体弱者，术后会出现一系列并发症，如深静脉血栓形成、继发肺栓塞、髋关节脱位、感染、压疮等。为此，早期防治并发症非常重要。老年人跌倒后髋关节骨折占所有损伤的比例最大，因此这里主要介绍人工髋关节置换的术后护理。

第六章 家庭护理：提高老年人的生活质量，促进身心健康

（一）心理护理

股骨颈骨折者多为老年人，病后常担心无人照顾，给子女工作和生活带来麻烦。关节置换患者可能担心术后发生关节脱位、关节感染等并发症，应对其进行心理指导，消除患者对手术及术后康复的畏惧情绪。另外，需要对患者进行术前康复教育，教会老年人术后需要进行的肌肉收缩动作及早期体位转移方法。

（二）人工关节置换者的康复护理

1. 体位摆放

术后当天应保持相对制动，仰卧位时，双膝间垫枕，保持髋关节外展中立位。在关节周围软组织没有充分愈合前，为避免关节脱位，应尽量避免 4 种体位：①屈髋大于 90°；②下肢内收超过身体中线；③伸髋外旋；④屈髋内旋。坐位屈髋时，膝关节位置不能高于髋关节。睡觉时尽量采取两腿适当分开脚尖向上的姿势。向健侧卧时，两腿间夹枕头，以免患肢过度内收内旋。手术 3 个月后关节周围组织愈合，肌力足以控制髋关节稳定，可以不再使用枕头。

2. 康复锻炼

卧床期间尽早进行勾脚尖、转动脚踝等踝泵往复运动。一般术后 2~3 天，练习将两腿平放在床上，沿水平方向适当外展，并且腿回收的时候不要超过身体中线。允许承重后，可在医护人员指导下进行床旁坐、站及扶双拐行走练习：站立时练习左右交替转移重心，直至重心完全放于患腿上，并进行屈膝屈髋（膝盖不要高过腰部）、前后伸髋、外侧展髋等活动。步行时逐渐改为单拐，开始上下楼梯可遵循健侧上患侧下的原则。3 个月后可加强抗阻力练习，如进行骑车练习时，车座椅从较高位置开始，逐渐降低高度。具体康复计划需要根据个人情况实施。如果活动后感到关节持续疼痛和肿胀，说明练习强度过大。

3. 日常生活注意事项

手术后 1 个月内避免坐矮凳、盘腿、跷二郎腿或过度弯腰拾物等，

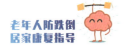

以防髋关节脱位。此间排便时应使用坐便器，可以坐高椅、散步、骑车、跳舞和游泳等。另外，尽量不做或少做爬山、爬楼梯和跑步等有损人工关节的活动。同时，指导患者预防骨质疏松，肥胖者应控制体重。

（陈　平　毛仁玲　方旭昊）

第三节　老年人健康管理

一、为什么要开展老年人健康管理

老年人健康管理是指通过对老年个体和群体的健康状况进行全面检测、分析和评估，进而提供健康咨询与指导，制订老年健康危险因素干预计划和进行老年慢性病防控、疾病诊治、康复护理、长期照护与临终关怀的全过程。

健康管理的对象范围从个人向家庭、社区、养老院、企业扩展，同时出现了远程监控、电子档案、计算机风险评估模块、网络数字化信息平台等健康管理方法和辅助工具等。老年人跌倒预防也在健康管理的框架之内。

（一）老年人怎样开展健康管理

1. 健康信息采集

（1）收集老年人的健康信息：包括性别，年龄，身高，体重，血压，疾病家族史，生活方式（膳食习惯、茶、吸烟、饮酒），参与体力活动的方式，实验室检查项目如血脂、血糖，心电图检查，腹部B超（肝、胆、胰、脾）和X线胸片。

（2）健康体检：了解老年人确诊的慢性疾病及目前用药情况；询问1个月内症状，重点询问老年人常见疾病的典型症状；检查老年人的一般状况（体温、脉搏、呼吸、血压、体重、腰围、体质指数）；粗筛

第六章 家庭护理：提高老年人的生活质量，促进身心健康

老年人的认知功能、情感状态、生活自理能力、重要脏器功能及基本体格检查。

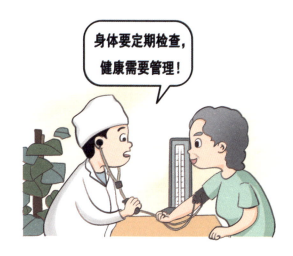

"您最近经常感到头痛头晕吗？"警惕高血压病。

"您最近常有心慌、胸口发闷发紧、心前区疼痛吗？"警惕冠心病。

"你经常咳嗽咳痰、行走或上楼感到憋气吗？"警惕慢性阻塞性肺疾病（COPD）。

"您最近瘦了吗？经常感到口渴、想喝水、尿量增多吗？"警惕糖尿病。

"您感到疲乏无力吗？"警惕贫血。

"您感到关节疼痛或浑身疼痛吗？"警惕骨关节炎和骨质疏松。

"您走路时是否有踩棉花的感觉？"警惕躯体本体感觉功能障碍。

"您上下台阶时是否经常有踩空或绊倒发生？"警惕空间位置觉功能障碍或视觉功能障碍。

知识链接

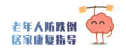

（3）辅助检查：在医疗机构进行血常规、尿常规、肝功能（血清谷草转氨酶、血清谷丙转氨酶和总胆红素）、肾功能（血清肌酐和血尿素氮）、空腹血糖、血脂（总胆固醇、三酰甘油、低密度脂蛋白、高密度脂蛋白）、心电图和腹部 B 超（肝、胆、胰、脾）等检查，根据基层医疗卫生机构自身条件进行大便潜血、乙肝表面抗原、眼底和 X 线胸片检查等。进行平衡功能、步态功能、心理功能方面的功能评估。

（4）判断是否需急（转）诊：对出现下列情况之一者，需及时处理后转上级医院：心率过快或过慢（＜ 40 次 / 分），高血压 [收缩压 ≥ 180 毫米汞柱和（或）舒张压 ≥ 110 毫米汞柱]，空腹血糖 ≥ 16.7 毫摩尔 / 升或 ≤ 3.9 毫摩尔 / 升，有心电图及其相关症状怀疑急性冠状动脉综合征，其他无法处理的急症。

2. 了解你的健康——健康状态评估

老年人整体健康状况如何；老年人行走是否不便；起身或坐下时有无困难；肢体协调有无问题；有无颤抖或麻痹的症状；是否曾经有脑卒中的症状，例如口齿不清或半身无力；老年人有无呼吸困难或在简单活动后气喘的症状。

（1）躯体健康的评估

1）体格评估：详见第三章。

2）机体性能：能否完成个体自身每日的更衣、洗澡、如厕、行走及大小便等日常生活动作；能否具备做家务、打电话、购物、自理财务等日常生活操作能力；能否完成与生活质量相关的一些高级日常活动，如娱乐、职业工作和社会活动。

3）病史评估：包括对日常生活方式的评估、是否有常见的慢性疾病症状及体征、既往病史、遗传病史、现病史、目前用药情况等。

4）适应程度：老年人对待退休、衰老、丧偶等重大变化时的态度及适应程度，能否调节自己的状态，完善后续生活。

（2）心理健康的评估：①认知状况；②焦虑状况；③抑郁状况。

第六章　家庭护理：提高老年人的生活质量，促进身心健康

（3）社会及自我认可的评估：评估老年人社会功能，即个人作为社会成员发挥作用的大小程度。

通过评估老年人对健康的理解、对自身健康的预测和对健康问题的担心程度，了解老年人的自我概念、知识需求，以及自我认可度等。

3. 健康指导

利用有限资源，解决老年人最关心、干预最有效的问题。内容具有针对性，鼓励老年人树立健康信念。通过健康指导，使老年人采取健康行为、预防疾病，改变不良生活习惯、降低疾病的复发和并发症的发生率，提升认识水平和心理适应能力、降低焦虑及心理疾病的发生。

（二）老年人健康管理的好处和对象

随着年龄的增长，老年人生理功能减退，代谢功能紊乱，免疫功能低下，易患各种慢性疾病。开展健康管理服务能早期发现疾病，早期开展治疗，预防疾病的发生发展，减少并发症，降低致残率及病死率。

老年人健康管理服务的对象指的是65岁及以上老年人。一般来讲，凡是在社区居住半年以上的老年人，无论户籍和非户籍人口，都能在居住地的乡镇卫生院、村卫生室或社区卫生服务中心（站）享受到老年人健康管理服务。

二、如何管理老年人的健康

老年人自身：老年人日常生活照护者主要是自己，因此只要身体、能力允许，老年人自己对慢性疾病进行管理效果最佳。

家庭成员：与老年人居住在一起的家人能适当、适时、有效地关注老年人的健康，对所患疾病进行随时管理。①对于居住较近的家人，可根据老年人的健康状况选择不同的间隔时间对老年人进行探望，了解老年人的健康情况和疾病的进展，以便采取相应的措施。②与老年人居住地相隔较远，或不在一个地方的家人仍然能对老年人的健康起到不可或缺的作用。现代发达的通信可以随时把家人的关怀和问候送

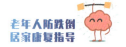

达到耳边，家人也可获取部分老年人身体状况的信息，适时的进行提醒。③长时间不在老年人身边的家人，可根据老年人的健康状况将老年人的健康和疾病管理托付给可靠的人或机构。

（一）老年人的自我健康管理

现代老年人追求的是健康长寿，因此老年人就要做好自我健康管理，做到"最好的医生是自己"。

1. 遵守老年人健康管理守则

（1）自我负责：个人的健康和寿命60%取决于个人生活方式，这种认识是实行自我保健的基础。

（2）自我观察：通过视觉、听觉、感觉、触觉来观察自己身体的健康状况。及时发现异常或危险信号。要观察食欲、食量、体重有无变化，睡眠多少，面色如何，皮肤有无肿物，四肢关节有无肿胀、疼痛，有无便血、尿血或阴道异常出血等。

（3）自我诊断：可自备简易器械，测量血压、体温、尿糖等，并做记录。一旦发现指标不正常，可做出发热、糖尿、高血压等初步诊断，再配合医生诊断。

（4）自我护理：做到起居有常、生活有规律、保持个人和家庭卫生、调节室内温湿度、注意室内通风换气、避免传染而实行消毒隔离等。

（5）自我治疗：对感冒初发、表皮小外伤、肠胃不适等可备药自疗，往往还需要医生的检查指导。抗生素、糖皮质激素、精神用药等必须在医生指导下使用。

（6）自我预防：合理膳食、坚持运动、控制体重以及定期体格检查和按规定接种疫苗等，预防疾病的发生。

2. 树立信心很重要

常言道"身体是革命的本钱"，因此老年人要主动承担起个人对于自身健康的责任，尽可能延长没有病痛、健康幸福的生命时光。树立信心，勇于面对病痛和事情的变化，用积极的人生态度过好余生。

第六章　家庭护理：提高老年人的生活质量，促进身心健康

3. 制订计划，贵在坚持

鼓励老年人在实施过程中不断总结、评估自己的计划，也可根据实际情况适当调整，但永远不能放弃。积极预防和采取干预措施将可能致病的危险因素扼杀在萌芽状态，这也是养护身体、维持健康的最佳方法。当疾病表现出明显的临床症状才进行医治，不仅会延误病情，而且会耗费人力、物力、财力。

4. 有病治病，及时就医

老年人对健康问题不可存在侥幸心理，更不可存在讳疾忌医的心理。通过各种康复治疗技术的应用，利用最有利的时机和最少的投入，获取最大的健康收益，帮助老年人逆转或延缓功能障碍，达到康复的目的。做好定期复查，早发现、早治疗，尽早痊愈。千万不可讳疾忌医、心存侥幸或因考虑费用而延误疾病的诊治。

（二）老年人的家庭健康管理

1. 老年人家庭档案的建立

收集老年人及其家庭成员的基本资料和健康体检资料，记录家庭环境的卫生状况、居住条件、生活起居方式，分析家庭结构和功能，记载家庭生活压力事件的发生日期、问题描述及结果等。

2. 家庭健康风险评估

家庭健康风险评估包括三部分，即家庭生活周期、心理层面和社会环境。了解家庭所关心的健康问题，明确家庭的健康状况，确定家庭的需求，帮助家庭增进健康的责任感。

3. 老年人家庭健康管理措施

以家庭护理诊断和预测为依据，结合家庭实际情况，充分发挥家庭资源优势，制订切实可行的健康维护计划。医护人员在计划实施过程中提供专业指导，必要时给予帮助。

（1）老年人的休息环境

温度：室内温度以18~20℃为宜，夏天可相对高些（22~24℃），

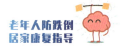

以缩小室内外温差。清凉的室温，流通的空气，使老年人易于进行气体交换，提高血氧浓度，改善呼吸。

湿度：指空气中水分的含量。空气湿度大，人体的蒸发作用弱，抑制出汗，使人感到潮湿、气闷，心功能不全的老年人会感到憋气。患有呼吸系疾病的老年人，干燥的空气使呼吸道黏膜干燥，痰不易咳出，增加肺部感染的机会而加重病情。室内最佳湿度为是50%~60%，适宜的湿度，会使人感到清爽、舒适。

通风：晨起开窗通风，可排出室内废气，让新鲜空气补充进来。一般居室开窗20~30分钟，室内空气即可更新一遍。对身体较弱的老年人，通风时可到其他房间，避开冷空气的刺激，这样既可保持室内空气新鲜，又不至受凉感冒。

噪音：一般在50~60分贝时，人就会有吵闹感，家庭中噪音的产生大多为大声喧哗、音响音量过大所致。一般老年人喜静，对有心脏病的老年人，宁静、幽雅的环境，利于老年人休养。

采光：老年人居住的房间，最好是采光比较好的居室，室内阳光照射对老年人显得尤为重要。如果打开玻璃窗让阳光直接照射室内，阳光中的紫外线还有消毒、杀菌作用。

床：老年人应选用硬床，以睡在不会下陷的床垫上为宜。床的高度应与小腿长度相等，过高或过低都会使老年人感到不便，增加跌倒的风险。

（2）进食照护：对能自理的老年人，应鼓励其自己进餐；食物的摆放应易于拿取。进餐有困难的老年人可用一些自制餐具，尽量锻炼老年人自己进食的能力；对进餐完全不能自理的老年人，应协助喂食。

（3）功能训练：协助进行功能锻炼，如饮食、穿脱衣服、清洁、步行等的日常生活能力训练，以及必要的平衡训练、转移训练。对永久性功能性缺陷或残疾老年人的家庭环境进行必要的改变，如改变房间布局，拓宽通道和出入口以方便轮椅通过。

（4）家庭治疗：照护者应了解老年人病情，熟悉治疗方法，能做

第六章　家庭护理：提高老年人的生活质量，促进身心健康

到安全给药并了解用药监护的知识。能认识治疗器械和药物的使用目的、使用方法和注意事项。能在医学和法律允许范围内，经专业培训，最终对被照顾的老年人规范进行口服给药、注射、换药、给氧、鼻饲等家庭治疗工作。

（5）家庭关系：家庭和睦，融洽相处是老年人生活愉快的基本条件。家庭不和是不少老年人精神状态郁闷的主要原因，故而，珍惜和创造和睦的家庭生活是老年养生的重要原则。

合理处理家庭关系：一是做出榜样，宽以待人，尤其要注意克制和忍让，不要计较琐事和闲言隐语。二是对子女媳妇，一视同仁，不要偏爱，不要过分要求。三是要家庭民主，有事大家商量，多尊重子女的意见，不要自以为是，固执己见。四是当好"后勤部长"，支持和帮助子女成长，以减少子女后顾之忧，使他们安心工作。五是对子女婚后感情的转移，从爱父母转移到爱妻子或丈夫，应有思想准备，不要看不惯而责备。

（6）照护者指导：社区医务人员应注意评估照护者的压力，及时发现和纠正照顾不当（如疏忽和虐待）的发生，对照护者给予更多的指导和帮助，帮助照护者减小压力。

三、老年人防跌倒的健康管理

"跌"字拆开来看，左边是足，右边是失，就是失足，而日常生活中老年人跌倒是随时都可能发生的。如今社会老龄化严重，老年人常常会有独自生活的时间，在无人照料的时段内发生跌倒或滑倒的事故，都会增加意外伤害的危险率。所以无论是老年人自己还是家庭，都应重视跌倒的预防，建立跌倒的健康管理方案。

（一）个人管理方案

1. 跌倒风险的评估

评估老年人的运动状况、跌倒史、自控能力、感觉障碍、用药史、睡眠状况、相关病史，按照低、中、高的标准评定结果，评定老年人的大小便控制能力、个人卫生状况、穿衣、吃饭、洗澡、如厕、活动等能力，

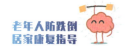

评定标准为功能缺陷的严重程度。

2. 老年人防跌倒的自我管理方案

（1）重视跌倒预防：为自己的身体健康高度负责。了解跌倒的危害和预防跌倒的重要性，增强自我保护意识，听从家人及其医务人员的合理安排，为生命保驾护航。

（2）重视脑力劳动，加强认知锻炼：要重视脑力劳动。每天坚持一定时间听、说、读、写等多样化认知能力的锻炼，有助于预防老年痴呆（阿尔茨海默病）等认知障碍性疾病。

（3）保护好视力和听力：不要在强光或光线昏暗的条件下看电视、电脑和书报。连续用眼时间不宜过长，以防视觉疲劳。应注意身体姿势，不要躺着看书报。应远离噪声，尽力维护好自己的听力。发现视力下降、听力减退时应及时就医。

（4）学会自我检测脉搏、体温、血压等技能。

（5）随身携带医保卡、急救卡和急救盒：急救卡应写明姓名、住址、联系人、联系电话、定点医院、病历号、血型、主要疾病诊断和用药、急救盒放置的位置。急救盒应备有阿司匹林、硝酸甘油、速效救心丸等。糖尿病患者外出可备点糖果，以备发生低血糖时食用。

（6）每年至少做一次体检，加强自我健康管理：有些疾病早期没有明显症状，如"三高症"（高血压、高血糖、高血脂）被称为"无声的杀手"，往往易被忽视。通过健康体检，可以做到疾病的早发现、早诊断、早治疗。老年人应每年至少做一次体检，并注意追踪检查结果，及时调整生活方式，采取有效地预防措施，降低疾病风险。

（二）家庭照护者管理方案

家庭健康管理坚持的原则：全方位、多视角原则，普遍性和个体性相结合原则，持之以恒原则，避免老年人过分依赖原则。

1. 照护者的培训

进行照护者对老年人综合评估以及跌倒风险评估的培训。照护者对

第六章　家庭护理：提高老年人的生活质量，促进身心健康

老年人应做到心中有数，做好日常照护的同时学会危急情况的及时处理，以降低老年人跌倒的风险。

2. 防跌倒家庭管理

①照护者应该充分了解老年人跌倒风险并进行初步评估；②督促并陪伴有跌倒风险的老年人到诸如社区卫生服务中心、医院、其他可提供类似服务的专门机构进行多学科综合评估，整合防治方案，进行防跌倒干预；③照护者定期接受跌倒防治培训；④根据情况不定时召开家庭会议，结合专业意见及指导，制订并实施适宜的个体化防治与照料计划；⑤根据专业意见定期对老年人跌倒风险进行再次评估，以便及时调整计划；⑥照护者应做好老年人日常生活起居的照护，选择必要的辅助工具；⑦陪伴老年人做好日常康复训练，按时按量规律完成；⑧从心理上多关心老年人，增强老年人的生活自信心，避免使其有太大的情绪波动，消除跌倒恐惧症。

（邵秀芹　张慧颖）

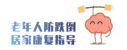

第七章 自我照顾：摆脱负担，有质量、有尊严地生活

第一节 日常生活活动能力训练

一、什么是日常生活活动能力

我们通常所说的日常生活活动（ADL）是指人们为了能够独立生活而每天必须反复进行的、最基本的、具有共同性的身体动作，如进行衣、食、住、行、个人卫生等。日常生活活动还包括与人交往，以及在社区内乃至更高层次的社会活动，如外出活动、购物等。

对于一般人来说，这些活动是很简单的，而对于老年人，尤其是有过跌倒史的老年人，往往变得越来越难以施行。

二、为什么要进行日常生活活动能力训练

给予老年人日常生活活动的一些技巧，对预防跌倒意义重大。随着年龄的增长，老年人的身体逐渐虚弱，行动越来越不方便。老年人跌倒造成的损伤残疾（如脑血管意外、骨折等）严重影响老年人的生活质量。因此，老年人跌倒后 ADL 训练的目标是基本获得独立，根据自身情况争取获得最佳的效果，避免依赖，进而达到减少卧床时间，充实老年人的精神生活，降低跌倒损伤带来的不利影响，提高生活质量。

第七章　自我照顾：摆脱负担，有质量、有尊严地生活

三、如何对易跌倒老年人进行 ADL 训练

针对易跌倒老年人的 ADL 训练主要包括自理性活动、工具性日常活动和休闲娱乐活动三大部分。

（一）自理性活动

简单来说，就是维持人最基本的生存、生活所必需的、必须每日反复进行的活动。包括进食、洗漱、穿衣、如厕、洗澡、转移活动、行走、上下楼梯等。

1. 进食

老年人进食时要注意坐姿，要坐在稳定的椅子上，最好有靠背，椅子高度要适宜；尽量不要让老年人坐在软沙发上，因为老年人下肢没有力量，从软沙发上站起来，需要两只胳膊用力支撑，一旦撑不住，就容易摔倒。桌上的菜碟尽量靠近老年人，以避免起身夹菜而导致跌倒。

2. 洗漱

洗漱一般包括梳头、洗脸和口腔卫生（刷牙、漱口）。如果老年人可以自己走进卫生间，可以在合适高度的洗手盆前放把椅子，让老年人坐在椅子上洗脸刷牙。洗漱必需品（牙膏、牙刷、毛巾等）应放在容易拿到的地方，以避免左右移动或弯腰站起而摔倒。

3. 穿衣

穿衣包括穿脱上衣、裤子和鞋袜。

（1）穿脱上衣：老年人最好坐在有靠背的椅子或坐在床边，坐稳后再穿脱上衣。

（2）穿脱裤子：对于老年人来讲，站着穿裤子是比较危险的动作。因为站立穿脱裤子需要单脚支撑，很容易失去平衡而跌倒。建议坐位穿裤子，老年人坐稳后，把双脚放进相应的裤脚，尽可能把裤子拉到臀部附近，这时缓慢站立，一手扶住支撑物，一手把裤子左右依次拉过臀部直至腰部。脱裤子跟上面的连续步骤正好相反。

（3）穿脱鞋袜：老年人可坐在扶手椅上或床边穿脱鞋袜。鞋袜应

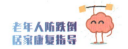

放在容易拿到的地方。穿鞋袜时，将腿放在另一条大腿上（跷二郎腿），穿好鞋袜，另一侧重复。另外，给老年人的鞋子不宜太重，鞋应是平底，建议用魔术贴代替系带鞋子，避免老年人踩到松开的鞋带而跌倒。

4. 如厕

家里的厕所门应容易开、关，而且避免使用有弹力的门。厕所门口拆除门槛，若有门槛应提前用鲜艳的颜色凸显，厕所地面保持干燥。可在马桶旁安装扶手，还可在马桶上装置自动冲洗设备，免除老年人擦拭的麻烦。

5. 洗澡

洗澡是一项复杂的日常生活活动，它需要身体具有良好的平衡，而浴室环境湿滑，更容易造成跌倒。家里浴室建议放置防滑垫，并提前放置一把洗澡椅（若家里是浴缸，需在浴缸上放置一浴板），毛巾、沐浴露等与洗澡有关的物品放在伸手可及的地方。洗澡时间不要超过15分钟，时间过长会造成头晕而摔倒。

6. 转移活动

转移活动是指整个身体从一个地方移动到另一个地方，是保持日常生活独立性的基本能力，包括可在床、椅（轮椅）、厕所、浴室等之间转移。转移技巧可参照本章"第二节转移训练"。

7. 行走

老年人走路时应维持正确姿势，双目平视前方，头微仰，颈正直，胸部自然向前挺，腰部挺直，收小腹，臀部略向后突。老年人应避免背着手走路，因为背转双手时，上身重心前移，将会使本已佝偻的上身更加向前倾斜。而为保持身体平衡，头颈及下巴会向前伸，这样的姿势走路，由于重心不稳，稍有不慎就会摔倒。如果需要使用手杖或轮椅等辅助器具，可参考本章"第三节辅助器具的使用"。

第七章　自我照顾：摆脱负担，有质量、有尊严地生活

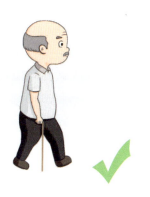 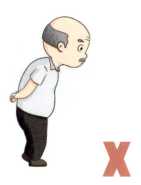

8. 上下楼梯

老年人下楼梯时，最容易发生跌倒。因老年人肌肉及韧带的弹性、张力大不如前，加之老年人反应较慢，有时明明是想把脚放在楼梯台阶上，做到的却可能是脚悬在半空或踩空，当意识到情形不对时，又不能及时加以纠正而摔倒。

（1）老年人上楼梯前，要看看楼梯的台阶高度，预计脚需要抬多高，然后身体稍微向前倾，先抬起一只脚，整个脚掌全踩在楼梯上后，再抬另一只脚在同级台阶上。如果身体条件允许，也可以扶着扶手一级一级地慢慢往上走。

（2）下楼梯则建议侧身进行。因正面下楼，人的身体几乎垂直，容易迎面摔下，来不及反应。另外，楼梯通常只有一侧扶手，正面下楼只能一手相扶，侧身才可让双手都发挥作用。侧身下楼，双手扶稳扶手，先伸一只脚，等确认脚已踏实后再换另一只脚。

此外，上下楼梯的速度不宜过快。注意中途休息，休息时应当稍微远离楼梯台阶，避免摔下。

（二）工具性日常活动

工具性日常活动是指人独立生活所必需的较高级的活动，如做饭、洗衣、打扫卫生、使用交通工具、购物、使用扶手电梯等。一些身体健朗的老年人，在家里也会帮忙做家务，但是，随着年龄的增长，人们的

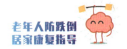

各项功能逐渐下降，年轻的时候能做的家务老年时不一定能够做得来，一不小心跌倒更是得不偿失。

1. 做饭

老年人做饭时最好不要贪快，更不要同时处理几项工序。例如，最好不要同时处理两个炉灶上的菜，这样容易在忙乱中绊倒，也避免老年痴呆患者因忘记关火发生危险。另外，可在厨房内放置椅子，以便中途休息，避免久站。

2. 洗衣

尽量使用洗衣机和干衣机，若要手洗，应尽量坐在椅子上，避免久蹲而出现头晕。若衣物太多太重，可分数次从洗衣机取出或放入。晾晒衣物时，尽量使用可升降的晾衣架，降低至胸前水平，把衣物逐件放在衣架上，再将其升起。

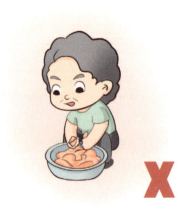

3. 打扫卫生

粗重的家务应找人帮助，或使用现代家居产品帮助简化家务，如扫地机器人、吸尘器等。若想自己完成家务，一定要量力而行，根据自己的身体状况，适当做些力所能及的家务。老年人太过劳累不仅容易导致抵抗力下降，还会增加意外危险的可能性。可安排好每日一项家务，如周一擦桌子、周二扫地、周三拖地等。做家务时，要以"缓慢"为原则，并避免爬上高处、站立过久、蹲着或弯腰干活，在感觉疲乏前，应减慢活动速度或停下来休息。

4. 使用交通工具

等候公交车往往需要长时间站立、排队，老年人由于体力不支，关节不灵活，公交车进站时突然快速移动，人群拥挤，极易摔倒。因此，老年人外出最好不要赶在上下班高峰出门，或随身拿一根带板凳的折叠拐杖。

第七章　自我照顾：摆脱负担，有质量、有尊严地生活

等候时可在原地多活动活动关节；公交车进站后，不要急着上车，避免与人拥挤，等车停稳后再上车。上车时要抓牢门前扶手，身体重心前移，看清脚下的台阶。上车后尽快在车厢就座，避免急刹车时跌倒。如果没有座位，需要站立时，双脚应该分开，一前一后站立，加大支撑面积，双手握紧扶手。准备下车时，应等车靠站停稳后再离开座位。最好在家人陪伴下一起出门。

5. 购物

尽量去干净整洁的市场或超市，避免去人多路窄、地面湿滑的地方，避免在人流高峰出来逛超市。购买物品不宜过重过多。购物时间不宜过长，尽量保证在 40 分钟以内。使用手推车搬运购买的物品，大件或较重的物品可由家人代购或使用快递送货上门服务。

6. 使用扶手电梯

老年人肢体不协调，乘坐扶梯时掌控不好节奏，很容易跌倒。建议老年人乘坐扶梯要握紧扶手，双脚左右分开站立，身体重心稳了，就能最大限度地避免摔倒；乘坐扶梯时切勿争抢，如腿脚不便，可乘坐无障碍升降电梯，或寻求商场工作人员的帮助。

（三）休闲娱乐活动

现代社会随着经济的发展，很多老年人都认为休闲娱乐是生活必不可少的。但是老年人在选择休闲娱乐活动时，除了自己的兴趣爱好外，还需要根据身体状况出发，选择适合自己安全地娱乐活动。

1. 旅游

旅游作为一项非常有益于身心的休闲活动，对于已经退休的老年人而言可以开阔心胸，增长知识，锻炼身体，给单调的退休生活增添一抹色彩。老年人旅行前应体检，征得医生同意，根据自身状况和病情，选定旅游行程，并且最好结伴旅行。手杖是老年人的"第三条腿"，因此高龄老年人外出旅游最好带上手杖。出游时，老年人应尽量避免走陡峭的小道，不要独自攀登山林、石壁，以免发生跌倒等意外。

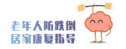

2. 太极拳

太极拳的动作比较舒缓，是一种适合老年人的运动。但是练太极拳也是有很多讲究的，具体内容见第四章。

3. 交谊舞/广场舞

具体内容见第四章。

4. 棋牌

下棋打牌作为益智休闲游戏，对老年痴呆等病的发生有一定的防范作用，深受中老年人喜爱。虽然如此，但如果长时间坐着下棋打牌，会导致下肢静脉血液回流不畅，出现下肢疼痛、麻木等症状，突然站起后，容易出现头晕现象而摔倒。长期低头也容易导致颈源性眩晕。所以进行该类娱乐项目时应该适当间断活动，不要久坐。

（游国清　董　明）

第二节　转移训练

一、什么叫体位转移

体位转移是指人体从一种姿势变换转移至另一种姿势的过程。日常生活中的体位转移包括床上的翻身和移动、坐起、坐到站的互换，不同坐位用具之间的相互转换（如上厕所）、站立到行走、上下楼梯等。

二、为什么要进行体位转移训练

（一）体位转移是生活中最基本的活动

体位转移是我们日常生活中不可避免的活动。我们在床上翻身、从床上坐起、从一个地方到另一个地方都属于体位转移。良好的体位转移能力，是老年人实现生活自理、减少生活负担、有质量生活的第一步。

第七章　自我照顾：摆脱负担，有质量、有尊严地生活

老年人可以通过掌握一定的体位转移技巧，以及针对性的训练来改善基本的行动能力。对于转移能力差的老年人，借助外力或现代高科技的辅助用具，实现自由出入的生活方式。

（二）老年人更容易在转移活动中跌倒

老年人身体的变化和外界环境的不可控因素，使得老年人比年轻人更容易在转移活动时发生跌倒。因此，老年人应该采取一些预防性的措施来增加体位控制的能力，增强其体位变化过程中对意外事故发生的应对能力。

（三）日常生活的转移训练是预防跌倒的有效方法

在体位转移过程中，发生意外及事故的概率在不断升高。70%以上的老年人跌倒发生在家中转移活动中，10%发生在上下楼梯转移过程中。跌倒大多数发生在日常生活中，如上厕所、洗澡、散步等，只有小部分发生在有危险的活动中，如爬梯子、搬重物、参加竞赛活动等。对日常生活活动中所发生的转移，进行有效、科学的训练，能有效降低老年人的跌倒风险。

三、体位转移中的技巧和科学用力

（一）体位转移中科学用力的基础

人的身体在转移时重心也在不断变化。而只有在重力线通过支撑面时，人体才能保持平衡。那么，支撑面、重心和重力线都是什么含义呢？

1. 支撑面

一般而言，物体的支撑面越大，物体就越稳定。在体位转移时所涉及的支撑面就是我们的负重面。比方说，我们两脚分开站立比双脚并拢站立更稳；腿脚不灵活了，腰使不上力了，扶着固定物体或者拄个拐杖更稳。

2. 重心与重心线

对于人体而言，重心也就是我们身体的平衡点。每个人的重心位置

一般来说是不同的，其主要受身高、体重和体格等影响。同一个人，站立时和弯腰时的重心是不一样的，当身体前倾时，重心向前移动，当其一旦落在脚底支撑面以外，就会不稳。

（二）转移过程要注意什么

不论老年人自己转移，还是照护者帮助老年人体位转移都应遵循以下原则：

（1）保持稳定的站姿，双脚分别向前后及外侧分开，两脚前后或左右分开10~15厘米，膝盖弯曲，以避免腰背损伤并保持平衡，用这种姿势转换较为容易和安全。

（2）在转移时尽可能减少弯腰姿势，避免重心前移，这种方法可避免扭伤腰背，保护自己。起立时，利用大腿力量和臀部收紧力量，而不是单纯地依靠腰背的力量站起来。

（3）在双手托举老年人进行辅助体位转移时，应使老年人身体尽量靠近自己，节省力气。

四、转移训练内容

（一）对于能够独立生活有良好活动能力的老年人如何科学训练转移

1. 翻身训练

对于长期卧床的老年人来说，翻身训练可以活动四肢和躯干。头转向翻身侧；利用左右摇摆双手的惯性带动躯干旋转而翻身；上肢用力前伸，下肢腿弯曲，脚掌用力向下蹬床面，同时转头、转肩，完成翻身动作。

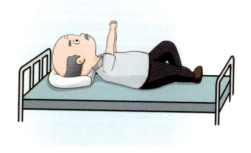

第七章 自我照顾：摆脱负担，有质量、有尊严地生活

2. 桥式训练

分为单桥、双桥、动态桥三种运动形式。

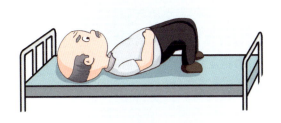

单桥运动形式：仰卧，健侧腿伸直，患侧腿屈曲，然后伸髋、抬臀，并保持。双桥运动形式：仰卧，双腿屈曲，然后伸髋、抬臀，并保持，训练时双腿之间可夹持枕头或其他物体。动态桥运动形式：仰卧，双腿屈曲，双膝并拢，一侧下肢保持不动，另一侧做幅度较小的外展、内收动作。

桥式运动锻炼能加强躯干的活动度和肌力，若能熟练完成，便可随意抬起并使臀部处于舒适的位置，增加关节的控制能力，为坐起和站立打好基础，防止未来步行时伸髋困难而引起行走不便。另外，体虚力弱的卧床老年人也可用此姿势放置便盆和更换衣服。

3. 坐起训练

坐起需要躯干的柔软性和至少一侧上肢的伸展功能。老年人从仰卧位到坐起的体位转变过程中，不要直接坐起，要选择侧面翻身后坐起。因为直接坐起会引起腰腹部压力突然增加，对有腰椎间盘突出症等腰痛的老年人来说，很容易诱发急性椎间盘损伤或者其他腰部疾病。另外，突然直立坐起会使腹压升高，也是诱发心血管疾病的因素之一。

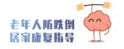

4. 站位－走训练

1）站立位躯干左右转移训练：站立位，转头，躯干向左右转移，然后回到中立位（注意保持躯干的直立）。

2）站立位抬腿训练，双足分开与肩同宽，抬头挺胸。一条腿抬起，单腿负重，然后放下，另一条腿再抬起，如此反复。注意脚抬起时，身体不要过多左右摇晃和前后弯曲。

3）站立位向前、左（右）迈步训练：站立位，双脚分开与肩同宽，抬头挺胸。腿依次向前、向左、向右迈步，然后回到原位。

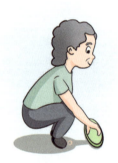

4）从地上拾起不同的物体：取坐位，双脚分开与肩同宽，在前方放置不同的物体并拾起，然后站起放在高处（注意缓慢进行，不宜过快）。

5）站位抛物训练：向前方、侧方、下方伸手去接抛来的球。注意抛球的速度应缓慢，以免发生跌倒。

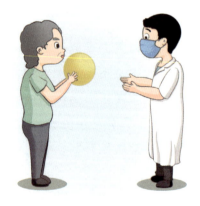

6）练习跨越物体：取站立位，双足分开与肩同宽，在前面分别按距离放置不同的物品进行跨越训练。

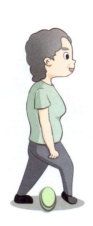

5. 步行训练

行走时要注意重心的稳定，按照适当的速度行走。应微微收腹，抬头挺胸，背部挺直；肩随身体微微摆动；上肢摆动要自然。行走是维持身体健康的一大有效方法，每天应行走30分钟。

（二）对于有活动障碍的老年人如何有效转移

如果能独立或辅助完成转移训练，可以促进运动功能的提高，但训练过程中应注意避免继发性损伤。对于偏瘫患者要鼓励使用患侧肢体，并限制健侧肢体不必要的代偿活动。

1. 床上转移活动

（1）床上翻身：从仰卧位到患侧卧位，与上述床上翻身运动类同。

（2）床上卧位移动：偏瘫患者取仰卧位，健侧足置于患侧足下方。健侧手将患侧手固定在胸前，利用健侧下肢将患侧下肢抬起向一侧移动；用健侧足和肩支起臀部，同时将臀部移向同侧；臀部侧方移动完成后，再将肩、头向同方向移动。

2. 由卧位到床边坐位

（1）独立从健侧坐起：健侧卧位，用健侧前臂支撑自己的体重，头、颈和躯干向上方侧屈；用健侧腿将患侧腿移到床沿下；改用健侧手支撑，使躯干直立。

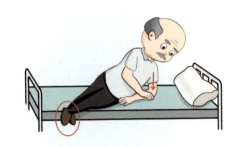

（2）独立从患侧坐起：患侧卧位，用健侧手将患侧臂置于胸前，提供支撑点；头、颈和躯干向上方侧屈；健侧腿跨过患侧腿，在健侧腿帮助下将双腿置于床沿下；用健侧上肢横过胸前置于床面上支撑，侧屈起身、坐直。

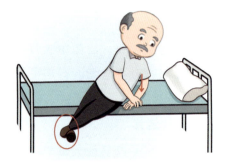
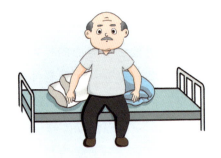

3. 坐位与立位之间的转移

（1）独立由坐位到立位：患者坐于椅上，双足分开与肩同宽，两足跟落后于两膝，患侧足稍后，以利负重及防止健侧代偿；双手交叉握手、患侧拇指在上，双臂前伸；躯干前倾，使重心前移。臀部离开椅子，双膝前移，双腿同时用力慢慢站起，立位时双腿同等负重。

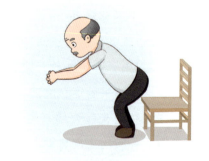

第七章　自我照顾：摆脱负担，有质量、有尊严地生活

（2）独立由立位到坐位：患者背靠床站立，双下肢双平均负重，双手交叉握手，双臂前伸；躯干前倾，同时保持脊柱伸直，两膝前移，屈膝、屈髋；慢慢向后、向下移动臀部和髋部，坐于床上。

4. 床与轮椅之间的转移

（1）独立由床到轮椅的转移：患者坐在床边，双足平放于地面上。轮椅置于患者健侧，与床成45°角，制动，卸下近床侧扶手，移开近床侧脚踏板；患者健侧手支撑于轮椅远侧扶手，患侧手支撑于床上，患侧足位于健侧足稍后方；患者向前倾斜躯干，健侧手用力支撑，抬起臀部，以双足为支点旋转身体直至背靠轮椅；确信双腿后侧贴近轮椅后正对轮椅坐下。

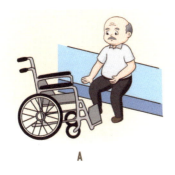

A

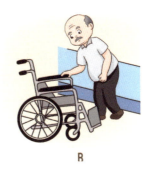

B

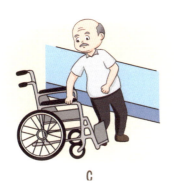

C

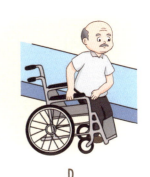

D

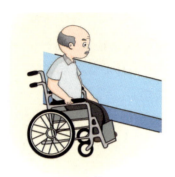

E

（2）辅助下由床到轮椅的转移：照护者面向老年人站立，双膝微屈，腰背挺直，双足放在老年人患侧足两边，用自己的膝部在前面抵住患者患侧膝，防止患侧膝倒向外侧；照护者一手从患者腋下穿过置于患者患侧肩胛上，并将患侧前臂放在自己的肩上，抓住肩胛骨的内缘；另一手托住患者健侧上肢，使其躯干向前倾。然后将患者的重心前移至其脚上，直至患者的臀部离开床面；照护者引导患者转身坐于轮椅上。

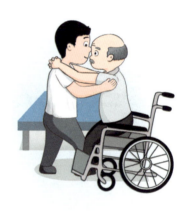

（3）辅助下由轮椅到坐厕的转移：患者坐于轮椅中，正面接近坐厕，轮椅制动，移开脚踏板。轮椅与坐厕之间留一定空间，以利照护者和患者的活动。照护者站于患者患侧，面向患者，同侧手握住患者患侧手，另一手托住患者患侧肘部；患者健侧手支撑于轮椅扶手，同时患侧手拉住照护者的手站起。然后患者将健侧手移到坐厕旁的扶栏上；照护者和患者同时移动双足向后转身，直到患者双腿的后侧贴近坐厕。脱下裤子，照护者协助患者臀部向后、向下移动坐于坐厕上。

（4）进出浴盆：患者坐在靠近浴盆边并与之成45°角的轮椅上，健侧邻近浴盆。轮椅与浴盆之间留一定空间，以便放置浴板。制动轮椅，

第七章 自我照顾：摆脱负担，有质量、有尊严地生活

卸下近浴盆侧扶手，移开脚踏板，双足平放于地面。浴盆中注满水，然后脱下衣裤。患者健侧手支撑于浴板，患侧手支撑于轮椅扶手，同时用力撑起上身，以下肢为支点转动身体，直至双腿后侧碰到浴板，先将患侧手移动到浴板一端，然后向下坐到浴板上。患者将两腿先后跨进浴盆，然后移到浴盆中央上方坐好。患者将身体置于浴盆中。

（彭琪媛　夏　汶）

第三节　辅助器具的使用

一、概述

辅助器具是预防老年人跌倒的重要工具。本节主要介绍老年人步行的辅助器具和其他日常生活的辅助器具，以及如何合理选择，如何正确使用辅助器具。

二、步行的辅助器具

（一）手杖

手杖是用一只手扶持来辅助步行的器具，可分担身体25%的体重。使用手杖时，上肢肌力必须正常。手杖是老年人中最常见的助行器。

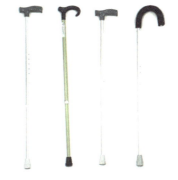

1. 手杖的种类

可分为单足手杖和多足手杖两大类。

（1）单足手杖：按其长度是否可调分为长度不可调手杖和长度可调手杖（标准可调手杖）。现在最常见的是标准可调手杖，可快速调节长度，容易获得所需近似高度，重量轻，上下楼梯方便。

（2）多足手杖：其支撑面积较大，稳定，可以直立。可分为三足手杖和四足手杖。

1）优点：提供较宽的基底支撑面，稳定性好，易调节。

2）缺点：基底宽、不适合上下楼梯，只适合较慢行走。

2. 手杖的选择

（1）单足手杖：适用于握力好、上肢支撑力强的老年人。

（2）三足手杖：适用于平衡能力稍欠佳、使用单足手杖不安全的老年人。

（3）四足手杖：适用于平衡能力欠佳、臂力较弱或患有帕金森病、用三足手杖不够安全的老年人。

3. 手杖的使用

（1）为合理用力和起到良好的支撑作用，手杖应有合适的长度。测量方法有两种：

1）无直立困难的：站立时大转子的高度即为手杖的长度及把手的位置。

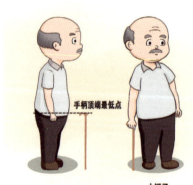
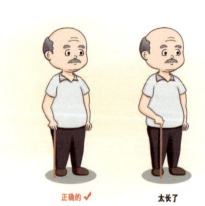

第七章 自我照顾：摆脱负担，有质量、有尊严地生活

2）直立困难者：可在仰卧位测量。患者仰卧，双手放在身旁，测量手腕到足跟的距离，然后增加 2.5 厘米，即为手杖高度。增加 2.5 厘米是留出穿鞋时鞋跟的高度。

（2）使用手杖时，患者健侧腕关节和手必须能够支持体重。如不能承重，应选用前臂支撑拐，改由水平放置的前臂支持体重。患者行走时应目视前方而不是看着地面，而且要鼓励其用健侧足跟先着地和用足趾支撑离地的步态。

1）三点步行：使用手杖时先伸出手杖，再迈出患侧足，最后迈健侧足的步行方式。此种步行方式因迈健侧足时有手杖和患侧足两点起支撑作用，因此稳定性较好。

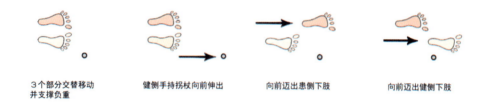

3个部分交替移动并支撑负重　　健侧手持拐杖向前伸出　　向前迈出患侧下肢　　向前迈出健侧下肢

2）两点步行：伸出手杖和患侧足并支撑体重，再迈出健侧足，手杖与患侧足作为一点，健侧足作为一点，交替支撑体重的步行方式。这种方法步行速度快，有较好的实用价值。具有一定的平衡功能或较好掌握了三点步行方法后，可进行两点步行训练。平衡功能好的老年人可应用此种步行方式。

3）单只手杖和楼梯扶手上下楼梯：适用于患侧手有足够力量的老年人。

a. 上楼梯方法：开始时健侧手扶楼梯扶手，手杖放患侧下肢；健侧手先向前向上移动；健侧下肢迈上一级楼梯；将手杖上移；最后迈上患侧下肢。

b. 下楼梯方法：健侧手先向前向下移，手杖下移，患侧下肢下移，最后健侧下肢下移。

（二）助行架

由双上肢操作的框架式的步行辅助器具称为助行架。助行架结构稳定，支撑面积大，但比手杖笨重，携带和使用有一定的局限性。

1. 助行架的分类

（1）标准型助行架：是一种三边形（前面和左右两侧或后面和左右两侧）的金属框架，没有轮子，以手柄和支撑脚提供支持的步行辅助器具，是双臂操作助行器中最简单的形式。

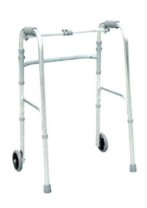

（2）轮式助行架：有轮子、手柄和支撑脚提高支持的双臂操作助行器，可分为两轮式、三轮式、四轮式；可具有带手闸制动或其他辅助支撑功能等多种形式。

两轮助行架较无轮助行架易于操作，由使用者推动，可连续前行。前轮固定式，轮子只能向前或向后滚动，方向性好，但转弯不够灵活。

四轮助行架操作灵活，分为四轮均可转动和前轮转动后轮固定位置两种形式。

（3）助行椅：带有一个座和吊带的轮式助行架，包括助行自行车。它既是拐杖又是轮椅，还是购物车。特点为"轻、灵、稳"及安全、舒适。

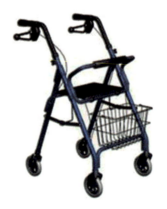

（4）助行台：亦称为前臂托助行器或四轮式助行架，是高度到胸部、有轮子和前臂支撑架、靠双臂或躯干一起向前推送。

第七章 自我照顾：摆脱负担，有质量、有尊严地生活

2. 助行架的选择

（1）标准型助行架适用范围

1）单侧下肢无力，需要比杖类助行器更大的支持，如老年性骨性关节炎、关节置换术或股骨骨折愈合后。

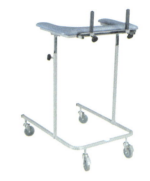

2）全身或双下肢肌力降低或协调性差，需要独立、稳定站立者，如多发性硬化症、帕金森病、不完全脊髓损伤、脑卒中等。

3）广泛性体能减弱、需要支持，以帮助活动和建立自信心，如心肺疾病患者、长期卧床或患病的老年人。

（2）轮式助行架：适用于下肢功能障碍，且不能抬起助行架步行的老年人。

1）前轮式助行架：由于使用时不需要患者记住任何特定的步行模式，应用时也不要提起架子而必须具备的力量和平衡能力，因此凡需用助行架而不能用无轮型者均可采用。

2）三轮型轮式助行架：因后方也有轮，步行中也不要提起支架，行走时助行架始终不离开地面，由于轮子的摩擦阻力小，易于推行移动。要求患者具有控制手闸的能力。

（3）助行椅：适用于耐力较差或行走不便的老年人。

（4）助行台适用范围

1）下肢功能障碍，合并上肢功能障碍或不协调的老年人，如类风湿关节炎、脑瘫、偏瘫等。

2）上、下肢均受累而不能用腕关节和手承重的患者。

3）前臂明显有畸形，前臂支撑拐不适用时，可选用助行台。

3. 助行架的使用

（1）标准型助行架：步行时，应将助行架放在患者前方适当位置，高度与大转子持平，上臂与前臂的夹角约为150°，手腕背屈。如助行

架离身体太远，使四足不能牢固地放在地面上负重，助行架容易倾斜，影响平衡。迈步时下肢不要迈得太靠近助行架，避免向后倾倒。

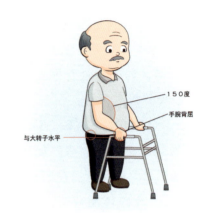

1）助行架基本步态模式：提起助行架放在前方，上肢伸出一臂长；向前迈一步，落在助行架两后足连线水平附近，如一侧下肢较弱则先迈弱侧下肢，再迈另外一侧下肢。

2）助行架免负荷步态：行走时先将助行架向前，然后负重下肢向前，点线右侧为使用助行架时第二步的情况，注意迈步下肢的落脚点不能越过架子两后足的连线。

3）助行架部分负重步态：将助行架和部分负重下肢同时向前移动，健侧下肢迈至助行架两后足的连线上。

4）助行架摆至步：先将助行架的两侧同时前移，然后将双足同时迈至前移后的助行架两后足的连线处。

5）恢复早期使用的交互式助行架步态模式（四点步）：将一侧助行架向前移，迈对侧下肢，移动对侧助行架，移动另一侧下肢。

6）恢复后期交互式助行架步态模式（四点步）：一侧助行架及其对侧下肢向前移动，另一侧助行架及其对侧下肢向前移动。

（2）轮式助行架：使用者双手握住助行架，站稳，推动助行架向前移动；靠双臂支撑助行架，一侧腿向前移动，注意身体的重心也随着向前移动；另一侧脚向前跟进一步。

（3）助行椅：助行椅的使用同一般助行架，疲劳时可在椅子上休息。

（4）助行台：将前臂平放在支撑架（台面）上，利用助行架带动身体前移。

第七章　自我照顾：摆脱负担，有质量、有尊严地生活

三、轮椅

轮椅是常用的辅助移动工具之一，当步行功能减退或丧失，为了减少活动时能量消耗而常选用轮椅作为代步工具。

轮椅分为普通轮椅和特殊轮椅两类。特殊轮椅是从普通轮椅中派生出来的，常用的有站立式轮椅、躺式轮椅、单侧驱动轮椅、电动式轮椅、竞技用轮椅等。而绝大多数患者最常用的是普通轮椅和电动式轮椅。

（一）如何选择轮椅

在进行轮椅配置时应首先对使用者的功能进行评估，了解其运动功能、感觉功能、认知功能以及对使用轮椅的态度和能力等；通过对使用者进行身体测量确定轮椅的各种参数指标，确定轮椅的种类、规格以及特殊附件等，根据需求购买或定制轮椅；在使用轮椅前还应对轮椅的适合性进行评定，发现问题及时调整。

（二）参数的测量与确定

1. 座位的高度

被测量者坐在测量用椅上，膝关节屈曲90°，足底着地，测量腘窝至地面的高度为座位高度，一般为45~50厘米。

2. 座位的宽度

被测量者坐在测量用椅上，测量坐位时两侧臀部最宽处的距离再加5厘米为座位宽度，即臀部两侧各有2.5厘米的空隙，一般为40~46厘米。

3. 座位的深度

被测量者坐在测量用椅上，测量臀部向后最突出处至小腿腓肠肌间的水平距离再减5厘米为座位深度，即乘坐轮椅时小腿后方上段与座位前缘间应有5厘米的间隙。座位深度一般为41~43厘米。

4. 扶手高度

被测量者坐在测量用椅上，上臂自然下垂，肘关节屈曲90°，测量肘下缘至椅面的距离再加2.5厘米为扶手高度，一般为22.5~25厘米。

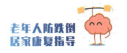

使用坐垫时还应加上坐垫的高度。

5. 靠背高度

低靠背的高度通常测量从座椅面到腘窝的实际距离再减去10厘米。高靠背的高度是测量座位面到肩部或后枕部的实际高度。

6. 脚托高度

与座位高度有关。为了安全，脚托与地面至少应保持5厘米的距离。

7. 轮椅全高

手推把上缘至地面的高度，一般为93厘米。

（三）轮椅的使用

1. 坐姿维持

乘坐者在轮椅中应维持安全舒适的姿势。维持在轮椅中的坐姿应从以下几个方面考虑：

（1）骨盆支撑：是支撑整个身体的关键。良好的骨盆支撑要求座位的高度、宽度、深度适宜。对于严重的畸形或肌张力异常者往往不能平均分布压力，需要定制特殊的座椅和各种坐垫来维持坐姿。

（2）上肢支撑：通过适宜的扶手和扶手垫使上肢放置于舒适位置，即有助于保持正确坐姿和维持平衡，还可以通过上肢负重减少对坐骨的压力。

（3）下肢支撑：良好的下肢支撑可以保护下肢，维持正确的体位和最佳平衡。

（4）背部、头部及胸部支撑：适宜的靠背高度能保证使用者姿势良好，防止疲劳。低靠背轮椅对脊柱和头部无支撑作用，只适用于无脊柱畸形、躯干控制正常和上肢肌力强壮者。而对于躯干平衡和控制不良以及不能久坐的残疾者或身体虚弱的老年人需使用高靠背轮椅来提供背部支撑，有时候还配合头托支撑头部。必要时还需要使用胸垫或胸带等支撑胸部。

第七章 自我照顾：摆脱负担，有质量、有尊严地生活

2. 减压训练

减压训练的目的是为了预防压疮。由于久坐轮椅者坐骨结节等处压力较大，应从乘坐轮椅的第一天起就掌握减压动作并作为一种习惯来养成。减压动作应两侧交替进行，一般每隔30分钟左右减压一次。

3. 如何操作轮椅

（1）打开与收起：打开轮椅时，双手掌分别放在座位两边的横杆上，同时向下用力即可打开。收起时先将脚踏板翻起，然后双手握住坐垫中央两端，同时向上提拉。

（2）平地驱动轮椅：驱动轮椅的过程分为驱动期和放松期。驱动轮椅时先将车闸松开，身体向后坐直，眼看前方。驱动期：双上肢后伸，稍屈，双手握紧手轮的后半部分，上身前倾的同时双上肢向前推动手轮并伸直肘关节。放松期：当肘关节完全伸展后松开手轮，上肢自然放松下垂于大轮的轴心位置。上述动作重复进行，完成向前驱动轮椅的过程。

无论在轮椅前进还是后退的行驶中，通过控制手轮即可完成方向转换。如用一只手固定一侧手轮，另一手驱动另一侧手轮，便可以固定车轮为轴使得轮椅转向；两侧手轮分别向相反方向驱动，便可以使得轮椅在固定位置快速旋转180°。

（3）单侧驱动轮椅：利用健侧上下肢来驱动轮椅。先将健侧脚托抬起使健侧脚着地，健侧手握住手轮向前推动轮椅，健侧脚向前踏出，健侧手脚配合控制前进的速度和方向。

（4）使用电动轮椅：则应进行专门的驱动轮椅训练。

（5）推轮椅上下台阶：上台阶一般面向台阶，用脚踩下倾倒杆使轮椅向后倾斜，把脚轮放在台阶上，继续向前推动使大车轮靠近台阶，再上抬大车轮即可；下台阶一般是面朝后，即推轮椅者自己先下台阶，把轮椅倒退到台阶边缘，使大车轮缓慢倾斜从台阶上落下，再抬起脚轮向后方移动，使脚轮落到地面，然后转过方向前进。

（6）推轮椅上下斜坡：在推轮椅上坡时一定要朝前方直行；下坡时最好让乘坐者面朝后，并控制好大车轮的速度，特别是在较陡的坡道。

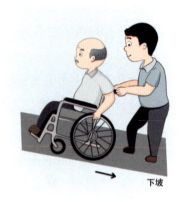
下坡

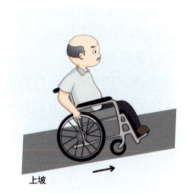
上坡

（7）推轮椅上下楼梯：最好由两人完成。上楼梯时先把轮椅推至楼梯口，背向楼梯；后倾轮椅使大车轮接触到第一级楼梯，上方的帮助者握紧手推把，另一人面对使用者，双手分别握住两侧扶手前部的下方（注意：不能抓脚托和脚轮，因二者可以脱落），两人同时用力使轮椅在楼梯上逐级滚动；下楼梯时将轮椅正对楼梯，后倾轮椅至平衡点并向前推至楼梯边缘，与上楼梯时同样控制轮椅，同时用力使轮椅逐级滑落。

四、其他日常生活辅助器具

（一）如厕的辅助器具

1. 坐厕

有条件的家庭应该尽量安装坐厕，减少老年人在如厕时跌倒的风险。

2. 坐便器

坐便器适用于体力弱、下肢无力以及平衡能力差的老年人。对于移动能力有限的老年人可以使用床边坐便椅。有关节活动障碍，如髋关节置换术后的老年人可选择加高坐垫的坐便器。

第七章 自我照顾：摆脱负担，有质量、有尊严地生活

3. 扶手

合理安装扶手是预防老年人如厕跌倒的重要措施，特别是下肢无力或平衡能力弱的老年人。

（二）洗浴的辅助器具

1. 洗浴椅和扶手

体力差、下肢无力以及平衡欠佳的老年人可以在洗浴时使用洗浴椅。在合适的地方安装扶手也是非常有效的措施。

2. 防滑垫

防滑垫是简单有效地防止老年人洗浴期间跌倒的辅助器具。

（三）智能化辅助器具

随着科学技术的不断进步，近年来涌现了许多智能化的辅助器具和技术，用以监测老年人的跌倒事件发生，甚至直接干预跌倒的发生。

老年人跌倒报警器就是一种检测老年人跌倒事件的设备，一般集成了无线定位和自动报警功能，可与手机等通信设备联通。在老年人发生跌倒时通过加速传感器感应老年人体位变化的数据并分析是否发生跌倒，如符合则通过短信或者电话报警，并通过GPS将地点告知求助对象。

（黄　哲　游国清）

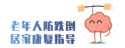

参考文献

[1] 马永兴，俞卓伟.现代衰老学.北京：科学技术文献出版社，2008.

[2] Anne SC, Marjorie HW.运动控制原理与实践.毕胜，燕铁斌，王宁华，译.北京：人民卫生出版社，2009.

[3] 财团法人，高龄者住宅财团.老年住宅设计手册.北京：中国建筑工业出版社，2011.

[4] 李端.药理学.第6版.北京：人民卫生出版社，2007.

[5] 李小梅，尚少寒.基础护理学.第5版.北京：人民卫生出版社，2012.

[6] 孙玉芹.老年人保健与护理.天津：天津科学技术出版社，2008.

[7] 钟华荪.居家老年人安全护理技巧.第2版.北京：人民军医出版社，2012.

[8] 李春玉.社区护理学.第3版.北京：人民卫生出版社，2012.

[9] 宋岳涛.老年跌倒及预防保健.北京：中国协和医科大学出版社，2012.

[10] 中国康复医学会老年康复专业委员会专家共识组，上海市康复医学会专家共识组.预防老年人跌倒康复综合干预专家共识.老年医学与保健，2017，23（05）：349-352.

[11] 卫生部.老年人跌倒干预技术指南.中国老年，2011，22（19）：12.

[12] 中华医学会骨质疏松和骨矿盐疾病分会.肌少症共识.中华骨质疏松和骨矿盐疾病杂志，2016，9（3）：215-227.

[13] 陈秀恩，郑洁皎，施海涛等.认知注意力、平衡功能双重任务训练对预防老年人跌倒的临床研究.中国康复，2016，31（3）：215-217.

[14] 段林茹，郑洁皎，徐国会等.感觉的平衡维持优先策略研究.中国康复理论与实践，2017，23（11）：1241-1244.

[15] 曲冰，郑洁皎.太极拳对预防社区老年人跌倒的作用研究进展.中国康复理论与实践，2017，23（9）.

[16] 金蕾.老年高血压病患者直立性低血压的护理对策.实用临床医药杂志，2007（12）：8-9.

[17] 赵家良.眼科学.中华医学杂志，2003（02）：81-83.

[18] 邱涛.关于老年照护者的心理分析.中国保健营养，2012，（08）：2860-2861.

[19] 上海市康复医学会.预防老年人跌倒干预基本要求.上海市团体标准T/312017.

[20] 2010 AGS/BGS Clinical Practice Guideline: Prevention of Falls in Older Persons Summary of Recommendations Available at. http://www.americangeriatrics.org/health_care_professionals/clinical_practice/clinical_guidelines_recommendations/2010.

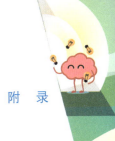

附 录

附录一 预防老年人跌倒干预基本要求

前 言

本标准按照 GB/T1.1-2009 给出的规则起草。

本标准跌倒风险评估、跌倒干预策略部分参照 2010 年美国老年医学会、英国老年医学会老年人跌倒预防临床实践指南（AGS/BGS:2010 Summary of the Updated American Geriatrics Society/British Geriatrics Society Clinical Practice Guideline for Prevention of Falls in Older Persons），社区的跌倒预防措施部分参考 2011 年卫生部颁布的《老年人跌倒干预技术指南》。

本标准由上海市康复医学会提出。

本标准主要起草单位：华东医院康复医学科、复旦大学附属中山医院神经科、复旦大学附属华山医院运动医学科、上海交通大学附属第九人民医院康复医学科、复旦大学附属金山医院康复医学科、同济大学附属普陀区人民医院（筹）、上海市第一康复医院、上海市静安老年医院、上海市嘉定区中心医院康复医学科、上海市康复医学会。

本标准主要起草人：俞卓伟、郑洁皎、汪昕、刘邦忠、陈世益、华英汇、赵杰、蔡斌、朱洁、李济宇、邵印麟、周明成、曾晓颖、王颖。

本标准已于 2017 年 10 月 30 日在上海质量技术监督局登记

登记号 T31/0101002

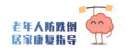

1 范围

本标准规定了老年人跌倒预防干预的基本要求,包括风险评估、预防干预及跌倒后的管理要求。旨在帮助医务人员规范老年人的跌倒预防工作。

本标准适用于对60岁以上老年人跌倒预防干预策略的制定,供医疗机构及社区医务人员使用,老年人家庭成员及老年人自身可参考使用。

2 规范性引用文件

下列文件对于本文件的应用是必不可少的,凡是标注日期的引用文件,其随后所有的修改(不包括勘误内容)或修订版均不适用于本标准。凡是不注日期的引用文件,其最新版本(包括所有的修改单)适用于本文件。

DB33/T 505.4-2004 社会建设管理规范第4部分:社区文化

GB/T 50340-2003 老年人居住建筑设计标准

AQ/T 9001-2006 安全社区建设基本要求

GB/T 51153-2015 绿色医院建筑评价标准(附条文说明)

3 术语和定义

下列术语和定义适用于本文件。

3.1 跌倒内在危险因素(Intrinsicfall risk factors)

机体本身具有的增加跌倒发生频率或严重程度的因素。包括年龄、性别、种族等生物学因素;对平衡功能、认知功能、情感功能造成不良影响的疾病因素;药物滥用、酗酒、辅助器具使用不当等行为因素。

3.2 跌倒外在危险因素(Externalfall risk factors)

周边事物影响导致增加跌倒发生的频率或严重程度的因素。包括老年人的生活环境因素和社会资源分配、社区管理等社会因素。

3.3 多因素跌倒风险评估(Multifactorial fall risk assessment)

对增加跌倒风险的多种危险因素的评估。

3.4 环境评估(Environmental assessment)

对老年人住房、社区及医疗机构环境的评估。

3.5 医疗体操（Medical gymnastics）

提高身体素质、医疗运动操，可根据自身情况改良编制。

4 跌倒预防干预基本要求

4.1 跌倒风险评估

为提高老年人跌倒风险评估的效率，应先对老年人群进行跌倒风险初期筛查，确认存在高跌倒风险后，再结合跌倒内在危险因素和外在危险因素进行多因素风险评估。

4.1.1 应定期进行跌倒风险初期筛查，宜每六个月一次，以下问题如有一项回答为是，可确认为存在高跌倒风险。应通过询问老年人以下问题进行筛查：

a）过去一年是否发生过跌倒；

b）是否存在平衡障碍或步态异常，如上下台阶是否有踩空或磕绊、行走是否有踩在棉花上的感觉；

c）是否因跌倒就医或急救。

4.1.2 对高跌倒风险老年人，应进行多因素风险评估，发现具体问题。评估内容应包括以下内容：

a）跌倒史；

b）药物史；

c）疾病史；

d）视觉；

e）认知功能；

f）肌肉力量、肌张力；

g）平衡、步态功能；

h）心理功能；

i）日常生活活动能力；

j）使用辅助器具的能力；

k）周围环境；

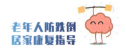

l）社会支持。

4.2 跌倒预防干预

经过多因素风险评估发现具体问题后，应制定针对性的跌倒预防干预策略并实施。

4.2.1 应鼓励并指导老年人多参与以增强平衡功能、肌肉力量、本体感觉为主的运动，锻炼应包括热身运动和整理运动。运动强度可保持一周 3~5 次，每次宜持续 20~60 分钟。可选择的运动方式如下：

a）太极拳；

b）医疗体操；

c）下肢有氧肌肉力量/耐力训练；

d）平衡功能训练。应训练老年人视本体觉、躯体本体感觉、前庭觉、肌群协调、前馈与反馈。宜选择如下方法：

——睁眼站立在稳定的支撑面上；

——闭眼站立在稳定的支撑面上；

——睁眼站立在不稳定的支撑面上；

——闭眼站立在不稳定的支撑面上；

——视觉干扰下站立；

——睁眼站立时，给予外部突发干扰；

——闭眼站立时，给予外部突发干扰。

4.2.2 对于存在认知功能障碍的老年人，应注重认知功能训练，以减少由认知功能障碍导致跌倒发生的概率。认知训练可一周 5 次，每次 30 分钟。老年人宜进行以下认知训练：

a）开展文娱活动，遵循 DB33/T 505.4-2004 中 3.1 规定的基本方法进行。

b）训练老年人认知注意力。宜选择如下方法：

——注意力警觉训练；

——注意力维持训练；

——注意力转移训练；

——注意力选择训练；

——注意广度训练。

4.2.3 遵循 GB/T 50340-2003 老年人居住建筑设计标准对家庭环境进行适老化改造。社区环境具体实施方法遵循 AQ/T 9001-2006，安全社区建设基本要求。医疗机构内环境应符合 GB/T 51153-2015 规定的医院环境设施安全性要求。

4.2.4 应注重老年人的骨质疏松问题，预防骨质疏松骨折。对于确定缺乏维生素 D 的老年人，每天宜补充维生素 D 800 国际单位（20 微克）。

4.2.5 应加强对老年人药物使用的管理。老年人应按医嘱正确服药，高跌倒风险老年人宜按医嘱减少精神类药物的使用。

4.2.6 应重视老年人的视力、直立性低血压问题。

4.2.7 应指导老年人穿平底舒适的鞋子、恰当使用辅助器具，针对老年人足部畸形问题可使用足部矫形器具改善其功能障碍。

4.2.8 应定期开展老年人跌倒预防健康讲座，对高跌倒风险老年人重点关怀。

5 老年人跌倒后的管理要求

应针对老年人跌倒后不同的意识状态进行针对性措施。对于已发生跌倒损伤的老年人，应持续改进跌倒预防方案，并定期评估跌倒危险因素，以防止老年人发生二次跌倒。

5.1 对于跌倒后意识清楚的老年人，应观察生命体征并进行简单的身体检查，确认无碍后，评估跌倒风险并制定方案措施。

5.2 对于跌倒后意识不清楚的老年人，应先做简单的急救处理，勿独自移动老年人。

5.3 宜佩戴物联网技术的跌倒警示装置，如发生跌倒，早发现、早处理。

参考文献

[1] 2010 AGS/BGS Clinical Practice Guideline: Prevention of Falls in Older Persons Summary of Recommendations Available at:

http://www.americangeriatrics.org/health_care_professionals/clinical_practice/clinical_guidelines_recommendations/2010.

[2] 卫生部. 老年人跌倒干预技术指南[J]. 中国老年，2011，22（19）：12.

[3] Shyamala T, Wong S F, Andiappan A, et al. Health Promotion Board-Ministry of Health Clinical Practice Guidelines: Falls Prevention among Older Adults Living in the Community.[J]. Singapore Medical Journal, 15, 56（5）：298.

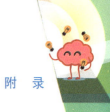

附录二 预防老年人跌倒康复综合干预专家共识

中国康复医学会老年康复专业委员会专家共识组

上海市康复医学会专家共识组

跌倒是老年人最常见的问题。老年人跌倒会产生严重的不良后果，如软组织损伤、骨折、心理创伤及损伤后长期卧床导致的一系列并发症等，跌倒入院增加了社会和家庭的负担。老年人跌倒与增龄、疾病、认知障碍、不良环境等多种危险因素有关。根据跌倒的危险因素进行针对性的跌倒预防训练，有利于降低跌倒发生的概率及跌倒后损伤的严重程度。为了进一步规范跌倒问题的科学认识，我们总结十年来跌倒预防的国内外成就和最新科学成果，达成以下共识。

1. 跌倒是多种危险因素共同作用的结果

跌倒的危险因素有多种，包括内在危险因素和外在危险因素。明确跌倒的危险因素并对其进行评估有助于制定跌倒预防方案。

1.1 跌倒的内在危险因素 跌倒的内在危险因素包括生物学因素、疾病因素、功能水平和行为因素。

生物学因素即个体特有的生物特征，如年龄、性别和种族。年龄越大，跌倒风险越大。随着增龄衰老，老年人的生理功能会出现一系列的衰退。整体表现为身高下降、脊柱弯曲、视力减弱、听力下降、肌力降低、认知障碍、行动缓慢和反应迟钝等。而这些功能改变降低了老年人的姿势控制能力，容易造成老年人失衡跌倒。在性别方面，与男性相比女性更容易发生跌倒。老年女性身体活动较少、肌肉力量薄弱，常伴有下肢功能障碍及认知功能障碍。此外，女性更年期后骨质疏松也同跌倒密切相关。而跌倒的死亡率男性更高，因为男性会更多地从事危险活动和行为，另外男性抽烟和酗酒等不良行为也增加了跌倒后死亡率。

疾病因素也是导致老年人跌倒不可忽视的因素之一。人体正常的平

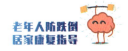

衡功能有赖于精确的身体信息输入、正常的中枢神经系统的信息加工与整合、准确而快速的运动系统反应。其中任何一个环节出现异常均可导致跌倒。神经系统疾病者尤其是中枢神经系统受到损伤时，认知功能、平衡功能、协调功能障碍，易导致跌倒。骨骼肌肉系统疾病主要通过改变本体感觉、肌肉力量和姿势控制等增加跌倒风险。骨质疏松后导致跌倒较常见，且跌倒后多有骨折。心血管疾病患者由于心脏及血管功能障碍，脑部血流的灌注减少、氧气的供应不足，导致老年人头晕、体力不支，进而引起跌倒。其他如泌尿系统疾病和视力相关疾病均有可能导致跌倒。

功能水平如认知功能、身体功能、情感功能直接影响患者失衡跌倒。认知障碍常见有记忆障碍、注意力障碍、执行功能障碍和空间位置觉障碍等。存在认知障碍的老年人，其注意力资源的分配下降，无法对危险做出准确的应对，同时将抽象思维化为具体行动的能力下降，影响正常的运动输出。而执行功能缺失也是影响正常步行及姿势控制的一个重要因素。身体功能如肌力、平衡功能和步态功能等异常也是老年人跌倒的重要危险因素。下肢肌肉力量对未知站立姿势及保持运动过程中姿势的稳定性起着重要的作用。老年人行走时小步幅、慢步速、不连续及不平稳等特征与跌倒风险的增高存在着高的相关性。其心理功能障碍也是不可忽视的跌倒危险因素，如沮丧、抑郁、焦虑、情绪不佳。沮丧可能会削弱老年人的注意力，导致老年人对环境危险因素的感知和反应能力下降。老年人害怕跌倒或自尊心强，拒绝寻求帮助使得活动减少，降低了生活质量，长此以往老年人的肌力及平衡功能不断下降，更会增加跌倒的风险。

行为因素是指增加跌倒风险的不恰当行为，是可以改变和调整的。常见的有老年人的危险行为、服用药物、使用辅具、穿着不恰当的鞋子。老年人危险的行为习惯增加了跌倒的风险，如爬到高处搬重物、挂窗帘和着急接电话等。而服用药物一直与跌倒风险的增加有关。老年人服用药物种类，有跌倒风险的药物包括抗焦虑药、催眠药、抗精神病药、抗抑郁药、抗高血压药物。抗精神类药物阻断中脑-边缘系统和中脑-皮质系统多巴胺受体,其中肌张力、肌肉的协调运动与平衡的调节功能有赖于其调节中枢的神经递质多巴胺和乙酰胆碱的动态平衡。因而长期服用药物容易引起老年人警觉性改变、判断力及协调能力下降、头晕、识别能力下降、躯体过于僵硬或虚弱。能否恰当使用轮椅和拐杖等辅助器具是衡量老年人功能水平的方式之一,若不能恰当使用,则有较大跌倒风险。穿着不合适的鞋子、有磨损的鞋底、鞋跟过高亦会增加行走过程中跌倒的风险。

1.2 跌倒的外在危险因素 跌倒的外在危险因素指周边事物影响导致跌倒发生的频率或严重程度增加的因素,包括环境因素和社会因素。

环境因素根据老年人居住场所分为家庭环境因素、社区公共环境因素及医疗机构环境因素。环境因素与个体的体能状态相互影响。跌倒的发生并不是由单一的因素造成的,而是许多危险因素与环境因素的交互作用造成的。目前环境适老化尚未广泛应用于居家、社区及医疗环境中。常见的环境危险因素包括不均匀的台阶高度、台阶过窄、台阶表面过于光滑、昏暗的灯光、湿滑的地面与障碍物等。有时危险环境缺乏警示标识都可能导致跌倒的发生。

人所处的社会环境及拥有的社会资源也是跌倒的重要影响因素之一。社会地位和社会资源越弱、收入及教育水平越低,跌倒风险越大。

生物学危险因素与行为和环境危险因素之间的相互作用增加了跌倒的风险。例如,肌肉力量下降会导致身体功能降低和躯体虚弱,这会加剧因不良环境而导致跌倒发生的概率。

2. 多因素跌倒风险评估十分重要

老年人进行跌倒风险评估时推荐首先进行初步筛查,采用以下简易问题:①在过去的1年里是否发生2次及以上的跌倒;②是否有步行或平衡困难;③是否存在明显的急性跌倒。如有一项回答为是,则对老年人进行多因素跌倒风险评估。若回答全部为否,再询问其过去一年里是否发生过1次跌倒,若发生过跌倒,则应进行步态和平衡能力测试。

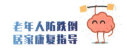

多因素跌倒风险评估包括病史评估、体格检查、功能评估和环境评估。病史是老年人跌倒风险的重要部分，详细评估包括老年人跌倒史、药物史和疾病史等相关危险因素，从而全面了解老年人身体状态。体格检查包括运用影像学方法进行的中枢神经与周围神经功能检查、肌肉骨骼系统检查、心血管系统检查及视觉系统检查。功能评估主要包括肌力、平衡功能、步态功能、认知功能、日常生活活动能力及心理功能。环境评估主要评估居家环境、社区环境与住院环境中是否存在不合理的楼梯、扶手、照明、台阶等设计。

3. 跌倒预防康复综合干预是预防老年人跌倒的重要对策

跌倒预防康复综合干预需多学科团队合作。团队需完成老年人疾病诊疗如神经系统疾病、骨科疾病和心血管系统疾病等，同时进行全面翔实的康复干预工作。

3.1 认知训练

老年人认知注意力功能衰退与失衡跌倒直接相关。生理学研究表明，60岁以后认知能力明显衰退，但是，人可以通过不断的学习和锻炼来延缓和改变认知能力的衰退过程。医疗机构及社区老年人都推荐进行认知功能训练。包括注意力警觉、注意力维持、注意力分配训练、记忆力训练、执行功能及进一步的认知－平衡双重任务训练、手脑功能结合训练等。

认知－平衡双重任务训练是指人体同时执行认知任务和平衡任务。老年人通过平衡功能训练仪，选择认知注意力维持训练、认知注意力警觉训练、认知注意力转移训练、认知注意力选择训练、记忆力训练等，在训练过程中通过显示屏向患者提供身体重心变化，并利用实时的视觉和听觉反馈不断修正姿势，进行重心转移。提高患者站立对称性、静态和动态稳定性。此时，平衡功能训练需要在观察、注意的基础上，不断增加短时记忆内容，提高形象思维和抽象思维能力，从而在观察—注意—记忆—思维的动态学习过程中发展自己的认知能力，促进大脑中枢对信息传入接受与加工处理，以及信息的正确输出，不仅改善了平衡功能，也可以有效延缓认知能力衰退。训练项目中涵盖了注意、记忆、知觉、判断等方面的内容，平衡能力训练的过程是认知能力不断提高和发展的

附 录

过程,也是人体平衡功能提高的过程。条件有限的社区居家老年人推荐采用简单可行的双重或多重任务训练如平衡训练的同时进行"100-7"的心算训练。

3.2 肌力训练

2010年美国老年医学会、英国老年医学会《老年人跌倒预防临床实践指南》指出,肌力、步态及平衡功能训练可以减少老年人跌倒概率。适宜的力量训练可以缓解老年人的肌流失,改善肌肉功能提高平衡能力,进而对预防和缓解骨质疏松,预防老年人跌倒有很大作用。常见的肌力训练包括有氧耐力训练、等速肌力训练、抗阻肌力训练。

3.3 平衡、步态功能训练

平衡训练主要训练重心维持、重心转移。同时需进行躯体本体感觉训练、视本体训练、视觉补偿训练、前庭功能训练,可借助医疗设备进行。步态训练时推荐进行纠正异常步态的训练,可借助三维运动解析系统进行分析评估及指导。

3.4 运动锻炼

运动锻炼以增强平衡功能的有氧运动为主,例如太极拳。可在社区康复专业人员的指导下进行一些简单的肌力及本体感觉功能训练。运动锻炼可降低因年老引起的肌肉僵硬,增强身体的柔韧性和平衡能力。掌握运动强度,劳逸结合。运动靶心率为170-年龄。运动锻炼应循序渐进、持之以恒。训练时间于下午和傍晚为宜。

3.5 维生素D的补充

均衡饮食、加强膳食营养是不可或缺的因素。具有高跌倒风险的老年人每天至少需补充维生素D 800国际单位。

3.6 药物的合理应用

老年人大多患有多种疾病,可能复合服用多种药物。老年人应按医嘱正确服药,严禁随意用药,更要避免同时服用多种药物,尽可能减少用药的剂量。《老年人跌倒预防临床实践指南》指出:精神类药物、抗精神病药应适当地减量或停用,四种以上处方药应适当减量或停用。如

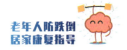

果确实需要可适当减量。老年人服用的药物均需要重新评估，尽量减少个人用药的数量和剂量。

3.7 改善家庭、社区及医疗机构居住环境

居住环境保持行走过程中过道通畅无障碍、地面干燥无水渍，设置"小心地滑"提示。浴室地面铺防滑垫，浴室、洗手台设置扶手。室内光照充足，设置夜灯。安装座椅和座厕，检查设施的安全性能，保持其功能状态完好。病房内将床的高度设置为最低位，并固定病床脚轮的刹车。床头安装壁灯和呼叫信号灯。病房光线明亮，无障碍物。意识不清、躁动不安患者，应加床栏，并有家属陪伴。

3.8 其他

建议老年人步行时穿舒适的平底鞋，步行或者走楼梯时，不要戴多焦镜片。康复专业人员指导有需要的老年人正确使用辅助器具。并针对老年人、家属及康复从业人员开展跌倒预防健康教育，增加大众对跌倒的预防意识。

4. 呼吁政策重视和支持老年人跌倒预防

老年人跌倒预防需多方位共同努力，政府主导，相关部门参与。不仅需要建立跌倒预防工作制度，更需树立老年人及家属对跌倒预防康复综合干预重要性的认识。随着新技术的应用及相关政策的完善，促进老年人跌倒预防研究和实践工作健康发展尤为重要。

后　记

老年人跌倒常见、多发、并发症严重、致死率高。本次由中国康复医学会老年康复专业委员会和上海市康复医学会组织全国13个省市地区35位专家学者组成共识编写小组。编写小组于2015年进行文献检索，筛选出高循证医学证据的文献，并参考国内外已发布的指南及主要研究成果，结合国内的实际情况形成初稿。2016年，召开《老年人跌倒预防专家共识》第二次编写工作组会议，由主编写单位复旦大学附属华东医院作《老年人跌倒预防专家共识》编写工作汇报。通过认真、细致的

附 录

讨论研究，对共识再次修改。2016年11月，本共识在上海召开的"第十届泛太平洋康复会议"上首次公开，经专家评审及意见征询会议，最终由中国康复医学会老年康复专业委员会专家组和上海市康复医学会专家组通过。旨在制定更适合于我国国情的跌倒评估与康复综合干预方案，为康复从业人员、老年人及其家属制定恰当的康复综合干预决策提供依据，以减少跌倒发生的概率及其造成的危害。

参与讨论专家名单：

郑洁皎（复旦大学附属华东医院）

俞卓伟（复旦大学附属华东医院）

王玉龙（深圳市第二人民医院）

张　通（中国康复研究中心北京博爱医院）

汪　昕（复旦大学附属中山医院）

陈世益（复旦大学附属华山医院）

白跃宏（上海交通大学附属第六人民医院）

保志军（复旦大学附属华东医院）

刘学源（同济大学附属第十人民医院）

宋为群（首都医科大学附属宣武医院）

吴　毅（复旦大学附属华山医院）

王　颖（上海交通大学附属仁济医院）

桑德春（中国康复研究中心北京博爱医院）

赵　杰（上海交通大学医学院附属第九人民医院）

姜贵云（承德医学院附属医院南区）

孙强三（山东大学第二医院）

商晓英（黑龙江省医院）

杜　平（齐齐哈尔医学院附属第三医院）

周明成（上海市第一康复医院）

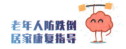

李济宇（同济大学附属第十人民医院）

邵印麟（同济大学附属普陀人民医院（筹））

曾晓颖（上海市静安老年医院）

胡志俊（上海中医药大学附属龙华医院）

党英杰（无锡市康复医院）

华英汇（复旦大学附属华山医院）

刘邦忠（复旦大学附属中山医院）

蔡　斌（上海交通大学医学院附属第九人民医院）

徐晓云（同济大学医学院）

朱　洁（复旦大学附属金山医院）

王雪强（上海伤骨科医院）

叶　斌（云南圣约翰医院）

倪　隽（南通大学附属医院）

梁天佳（广西医科大学第二附属医院）

游国清（广东省中山市人民医院）

邵秀芹（南昌大学第一附属医院）

附录三　Berg 平衡量表（BBS）

评价项目	指令	评分标准	得分
1. 由坐到站	请试着不用手支撑站起来（用有扶手的椅子）	能不用手支撑站起并站稳	4
		能独自用手支撑站起并站稳	3
		能在尝试几次之后用手支撑站起来并站稳	2
		需要轻微帮助下才可站起或站稳	1
		需要中度或大量的帮助才能站起	0
2. 独立站立	请尽量站稳	能安全地站 2 分钟	4
		需在监护下才能站 2 分钟	3
		不需要支撑能站 30 秒	2
		尝试几次后才能在不需要支撑能站 30 秒	1
		无法在没有帮助下站 30 秒	0
注：如果第 2 项 ≥ 3 分，则第 3 项给满分直接进入第 4 项测试			
3. 独立坐	请将双手抱于胸前（坐在椅子上，双足平放在地面或小凳子上，背部离开椅背）	能安稳且安全地坐 2 分钟	4
		在监督下能坐 2 分钟	3
		能坐 30 秒	2
		能坐 10 秒	1
		无法在没有支撑下坐 10 秒	0
4. 由站到坐	请坐下	用手稍微帮忙即可安全坐下	4
		需要用手帮忙来控制坐下	3
		需要用双腿后侧抵住椅子来控制坐下	2
		能独立坐到椅子上但不能控制身体的下降	1
		需要帮助才能做下	0

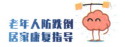

评价项目	指令	评分标准	得分
5.床-椅转移	请坐到有扶手的椅子上来，再坐回床上；然后再坐到无扶手的椅子上，再坐回床上	用手稍微帮忙即可安全转移	4
		必须用手帮忙才能安全转移	3
		需要言语提示或监护才能完成转移	2
		需要一个人帮助才能完成转移	1
		需要两个人帮忙或监护才能完成转移	0
6.闭眼站立	请闭上眼睛并尽量站稳	能安全地站立10秒	4
		能在监护下站立10秒	3
		能站立3秒	2
		不能站3秒但睁眼后可以保持平衡	1
		闭眼站立需要帮助以避免摔倒	0
7.双足并拢站立	请双脚并拢站立，不要扶任何东西，尽量站稳	能独立、安全地双足并拢站立1分钟	4
		需在监护下才能双足并拢独立站1分钟	3
		能双足并拢独立站立但不能站30秒	2
		需要帮助才能将双脚并拢但并拢后能站15秒	1
		需要帮助才能将双脚并拢但并拢后不能站15秒	0
8.站立位上肢前伸	将手臂抬高90°伸直手指并尽力向前伸，请注意双脚不要移动	能安心地前伸25厘米的距离	4
		能前伸12厘米的距离	3
		能前伸5厘米的距离	2
		能前伸但需要监护	1
		尝试前伸即失去平衡或需要外部帮助才能前伸	0

注：进行此项测试时，要先将一根皮尺横向固定在墙壁上。受试者上肢前伸时，测量手指起始位和终末位对应于皮尺上的刻度，两者之差为患者上肢前伸的距离。如果可能的话，为了避免躯干旋转受试者要两臂同时前伸。

附 录

评价项目	指令	评分标准	得分
9.站立位从地上拾物	请把你脚前面的拖鞋捡起来	能安全而轻易地捡起拖鞋	4
		需要在监护下捡起拖鞋	3
		不能捡起但能够到达距离拖鞋 2~5cm 的位置并且独立保持平衡	2
		不能捡起并且当试图尝试时需要监护	1
		不能尝试或需要帮助以避免失去平衡或跌倒	0
10.转身向后看	双脚不要动,先向左侧转身向后看,然后,再向右侧转身向后看	能从两侧向后看且重心转移良好	4
		只能从一侧向后看,另一侧重心转移较差	3
		只能向侧方转身但能够保持平衡	2
		当转身时需要监护	1
		需要帮助以避免失去平衡或跌倒	0
注:评定者可以站在受试者身后手拿一个受试者可以看到的物体以鼓励其更好的转身			
11.转身一周	请转身一周,暂停,然后再从另一个方向转身一周	能从两个方向用≤4秒的时间安全的转一圈	4
		只能在一个方向用≤4秒的时间安全的转一圈	3
		能安全的转一圈但用时超过4秒	2
		转身时需要密切监护或言语提示	1
		转身时需要帮助	0
12.双足交替踏台阶	请将左、右脚交替放到台阶/凳子上,直到每只脚都踏过4次台阶或凳子	能独立而安全的站立并20秒内完成8个动作	4
		能独立站立但完成8个动作的时间超过20秒	3
		在监护下不需要帮助能完成4个动作	2
		需要较小帮助能完成2个或2个以上的动作	1
		需要帮助以避免跌倒或不能尝试此项活动	0

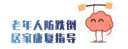

评价项目	指令	评分标准	得分
13. 双足前后站立（如果不行，就尽量跨远，这样，前脚跟就在后脚足趾之前）	（示范给受试者）将一只脚放在另一只脚的正前方并尽量站稳	能够独立的将一只脚放在另一只脚的正前方且保持 30 秒	4
		能够独立的将一只脚放在另一只脚的前方且保持 30 秒	3
		能够独立的将一只脚向前迈一小步且能够保持 30 秒	2
		需要帮助才能向前迈步但能保持 15 秒	1
		当迈步或站立时失去平衡	0

注：3 分，步长要超过另一只脚的长度且双脚支撑的宽度应接近受试者正常的步幅宽度

评价项目	指令	评分标准	得分
14. 单腿站立	请单腿站立尽可能长的时间	能够独立抬起一条腿且保持 10 秒以上	4
		能够独立抬起一条腿且保持 5~10 秒	3
		能够独立抬起一条腿且保持 3~5 秒	2
		经过努力能够抬起一条腿，保持时间不足 3 秒但能够保持独立站立	1
		不能够尝试此项活动或需要帮助以避免跌倒	0

总分：0~20，须用轮椅，高危摔倒风险；21~40，辅助下步行，中度摔倒风险；41~56，完全独立，低危摔倒风险。两次评估之间的分值至少相差 8 分才能说明出现了真正的变化

工具：计时秒表，尺子（≥25cm），两把椅子（高度适中，带扶手和不带），踏板（凳子）

适用范围：中风患者、神经疾病患者、老年人平衡能力评估及预测跌倒风险等

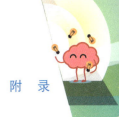

附录四　简易智能精神状态检查量表（MMSE）

项目		得分	
定向力 （10分）	1.今年是哪一年	1	0
	现在是什么季节？	1	0
	现在是几月份？	1	0
	今天是几号？	1	0
	今天是星期几？	1	0
	2.你住在哪个省？	1	0
	你住在哪个县（区）？	1	0
	你住在哪个乡（街道）？	1	0
	咱们现在在哪个医院？	1	0
	咱们现在在几楼？	1	0
记忆力 （3分）	3.告诉你三种东西，我说完后，请你重复一遍并记住，待会还会问你（各1分，共3分）		
	皮球	1	0
	国旗	1	0
	树木	1	0
注意力和 计算力 （5分）	4.100-7=？连续减5次（93、86、79、72、65。各1分，共5分。若错了，但下一个答案正确，只记一次错误）		
	-7	1	0
	-7	1	0
	-7	1	0
	-7	1	0
	-7	1	0

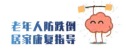

项目			得分	
回忆能力 （3分）	5.现在请你说出我刚才告诉你让你记住的那些东西？			
	皮球		1	0
	国旗		1	0
	树木		1	0
语言能力 （9分）	6.命名能力	出示手表，问这个是什么东西？	1	0
		出示钢笔，问这个是什么东西？	1	0
	7.复述能力	我现在说一句话，请跟我清楚的重复一遍（四十四只石狮子）	1	0
	8.阅读能力	（闭上你的眼睛）请你念念这句话，并按上面意思去做！	1	0
	9.三步命令我给您一张纸请您按我说的去做。	用右手拿着这张	1	0
		用两只手将它对折起来	1	0
		放在您的左腿上	1	0
	10.书写能力	要求受试者自己写一句完整的句子	1	0
	11.结构能力	（出示图案）请你照上面图案画下来！	1	0

总分_____；分数在27~30分为正常；分数<27分为认知功能障碍。

附录五　活动平衡信心量表（ABC）

假设您进行下列活动时，能够保持平衡不跌倒的信心程度是多少？0% 表示没有信心，一定会跌倒；100% 表示充满信心，不会跌倒。

0%　10%　20%　30%　40%　50%　60%　70%　80%　90%　100%
没有信心　　　　　　　　　　　　　　　　　充满信心

（1）在房间里散步；　　　　　　　　　　　　　　　____%
（2）上下楼梯；　　　　　　　　　　　　　　　　　____%
（3）弯腰到地上捡起一双鞋子；　　　　　　　　　　____%
（4）在于我一样高的架子上拿东西；　　　　　　　　____%
（5）踮起脚，在比我高的地方拿东西；　　　　　　　____%
（6）站在凳子上拿东西；　　　　　　　　　　　　　____%
（7）扫地；　　　　　　　　　　　　　　　　　　　____%
（8）外出搭乘公共汽车、出租车；　　　　　　　　　____%
（9）上下公交车；　　　　　　　　　　　　　　　　____%
（10）穿过停车场去商场；　　　　　　　　　　　　 ____%
（11）走上或走下路程较短的斜坡；　　　　　　　　 ____%
（12）一个人到拥挤的商场去，周围的人走得很快；　 ____%
（13）在拥挤的商场里，被人撞了一下；　　　　　　 ____%
（14）拉住扶手，上下走动扶梯；　　　　　　　　　 ____%
（15）手里拿着东西，不能握住扶手，上下自动扶梯； ____%
（16）在结了冰的路面上行走。　　　　　　　　　　 ____%